YOGA ÉNERGIE

Publié pour la première fois en Grande-Bretagne en 2002
sous le titre original *Boost Energy* par Dorling Kindersley Limited,
80 Strand, London WC2R ORL.

Peter Falloon-Goodhew
Photographies de Nick Rayment

YOGA ÉNERGIE

MARABOUT

SOMMAIRE

INTRODUCTION

Les pratiques holistiques du yoga agissent sur les plans physique, mental, émotionnel et spirituel, stimulent l'énergie et favorisent une approche plus positive de la vie.

Le yoga est non seulement une activité physique, mais également une philosophie ; sa pratique régulière façonne peu à peu votre corps et votre esprit. Les différentes postures, les techniques respiratoires, les exercices de relaxation et de méditation accompagnés d'un mode de vie sain et équilibré vous aideront à rester en parfaite condition physique et intellectuelle et à avoir une vision plus positive et plus objective de la vie.
Pour de nombreux adeptes, le yoga est un cheminement vers la quête de soi qui, au fil du temps, apaise l'esprit et permet d'accéder à l'épanouissement personnel.
Le yoga peut être pratiqué en toute sécurité par tous, quels que soient l'âge et la condition physique, à condition d'avoir conscience des limites à ne pas dépasser. Toutefois, avant de commencer, lisez attentivement l'encadré suivant.

CONDITIONS PHYSIQUES

Si vous ne pouvez pas faire d'effort physique ou si vous avez des problèmes de santé, adressez-vous à un médecin ayant une bonne connaissance du yoga ou à un professeur de yoga avant de pratiquer les exercices proposés dans cet ouvrage. Pour les maladies les plus courantes, vous trouverez quelques recommandations à suivre page 17. Les femmes enceintes ou qui viennent d'accoucher doivent se renseigner sur les exercices appropriés à leur état.

L'énergie qui est en vous

Dans le corps humain circulent différents types d'énergie qui agissent sur les plans physique, mental, émotionnel et spirituel. L'énergie métabolique est produite par les aliments que nous consommons et l'air que nous respirons. L'énergie vitale – le fait d'être heureux de vivre et d'être en excellente santé – joue également un rôle primordial. Pour certains, l'énergie vitale n'est que l'expression de l'ensemble des énergies physiques générées par l'union du corps et de l'esprit. Pour d'autres, cette énergie est un élément subtil qui influe sur la perception que chacun porte sur sa vie.
Dans les textes sanskrits, cette énergie vitale porte le nom de *prâna*. Cette force de vie universelle circule dans chaque être vivant et aussi dans chaque élément comme l'air ou l'eau. C'est en quelque sorte l'« intelligence » derrière la création.

Manquer d'énergie

Quoi que vous pensiez, le fait de se sentir bien ne dépend pas simplement de la quantité d'énergie que vous avez en vous mais également de la manière dont cette énergie circule en vous. Ainsi, lorsque l'énergie est bloquée, vous vous sentez moins dynamique et plus fragile sur les plans physique, mental et émotionnel. Lorsque les différentes énergies baissent, vous arrivez peut-être à faire face aux événements de la vie courante, mais la moindre action nécessitant un effort particulier vous fatigue. Vous êtes faible, lymphatique et vous vous sentez « vidé » ; cette fatigue ou cette lassitude vous submergent dès le réveil. Sur le plan intellectuel, vous avez du mal à travailler, à lire ou à regarder la télévision. Vous n'arrivez pas à vous concentrer, vous êtes distrait et vous vous ennuyez rapidement. Vous souvenir de certaines choses ou prendre des décisions est incroyablement difficile. Vous n'avez aucune envie, ni aucun enthousiasme. Sur le plan émotionnel, une baisse d'énergie peut se manifester par de l'irritabilité et de la susceptibilité. Vous vous mettez en colère facilement, vous êtes angoissé, jaloux ou envieux. Vous avez une image négative de vous-même, des membres de votre famille et de vos amis.

Causes pouvant expliquer une baisse d'énergie

Les causes sont variables. S'il arrive qu'une baisse d'énergie soit due à un élément unique et facilement identifiable, elle peut aussi résulter de l'accumulation de plusieurs facteurs :

→ des problèmes de santé sous-jacents,
→ un régime alimentaire mal équilibré,
→ une vie sédentaire,
→ un manque de sommeil,
→ un mode de vie stressant.

Des problèmes de santé sous-jacents

Une baisse des différents types d'énergie peut être la manifestation d'un problème de santé sous-jacent. La fatigue alors ressentie s'accompagne généralement d'un état dépressif, de crises d'angoisse et d'insomnies. Ces symptômes peuvent apparaître à la suite d'une maladie virale, d'une anémie, d'un dysfonctionnement de la thyroïde, de problèmes respiratoires – asthme ou hyperventilation –, de diabète non traité ou de douleurs chroniques (arthrite ou maux de dos) associés à une grande fatigue. Une fatigue prolongée peut être liée à des maladies plus graves, n'hésitez pas à consulter votre médecin.

Un régime alimentaire mal équilibré

Pour accumuler suffisamment d'énergie, il est indispensable que votre régime alimentaire soit équilibré. Les apports nutritionnels doivent correspondre aux besoins de votre métabolisme. Manger trop ou pas assez, consommer trop de produits transformés et des aliments riches en additifs et/ou en sel, en sucre ou en arômes artificiels peuvent modifier les taux d'énergie. Par ailleurs, une surconsommation de produits pouvant entraîner une accoutumance comme la caféine ou l'alcool peut se traduire par des hausses et des baisses d'énergie.

Une vie sédentaire

Si vous avez, durant une période plus ou moins longue, été immobilisé, vous devez savoir qu'en peu de temps la masse musculaire et le tonus diminuent. Néanmoins, la faiblesse physique et le manque de vitalité ne sont pas toujours dus à un accident ou une maladie. En effet, il arrive qu'une vie sédentaire, associée à de mauvaises postures, perturbe les systèmes digestif et cardiovasculaire, réduise la capacité respiratoire et entraîne un dysfonctionnement et une faiblesse des muscles. De plus, un manque d'activité explique souvent une certaine paresse intellectuelle qui, à son tour, se manifeste par un manque de dynamisme et ainsi de suite.

LE YOGA ET LES HABITUDES ALIMENTAIRES

Le yoga prône une alimentation saine à base de produits frais et naturels consommés en quantité raisonnable.
Mangez des aliments qui viennent d'être cuisinés.
Ne mangez jamais avant que la digestion du repas précédent soit terminée.
Lorsque vous prenez un repas, ne faites pas autre chose.
Ne mangez pas lorsque vous êtes en colère ou préoccupé par quelque chose.
Prenez de petites bouchées et mastiquez lentement.
Ne buvez pas beaucoup en mangeant.
Buvez beaucoup d'eau en dehors des repas.

Un manque de sommeil

Nombreux sont ceux qui ne dorment pas suffisamment (en moyenne, nous avons besoin de huit heures de sommeil par nuit). Si un manque de sommeil n'est pas rapidement comblé, la fatigue s'accumule et il est alors de plus en plus difficile de récupérer. Même si vous pensez ne pas avoir besoin de beaucoup de sommeil, sachez que votre système immunitaire et votre organisme ont besoin que vous dormiez suffisamment afin de « recharger les batteries ». Le manque de sommeil ralentit les réflexes, diminue la concentration, entraîne des troubles de la mémoire, réduit les performances physiques et peut être à l'origine d'erreurs de jugement ou de sautes d'humeur.

Un mode de vie stressant

Si vous passez beaucoup de temps sur votre lieu de travail, si votre charge de travail est trop importante ou si vous effectuez des tâches répétitives et peu enrichissantes sur le plan intellectuel, votre état physique et mental peut être considérablement affecté.
Élever ses enfants tout en ayant un métier très prenant peut, à la longue, devenir un véritable enfer, dans la mesure où vous devez sans cesse courir contre la montre afin de respecter un planning trop chargé. Les réserves d'énergie n'étant pas inépuisables, certaines personnes ont recours à des excitants – comme

la nicotine – pour « faire face » et consomment des substances – par exemple de l'alcool – en fin de journée afin de « décompresser » sans être conscientes des effets nocifs que cela peut avoir à long terme.
Par ailleurs, des problèmes financiers ou relationnels, la solitude ou tout autre problème personnel peuvent diminuer vos réserves d'énergie et vous donner une image négative de la vie.

Comment la pratique du yoga peut vous aider

L'essence même du yoga est de nous aider à tirer profit des réserves d'énergie qui sont en nous et ce même si nous sommes submergés par les contraintes de la vie de tous les jours, si nous sommes préoccupés par nos désirs, nos relations avec les autres, conjoint, enfants, amis ou collègues, et si nous sommes aveuglés par des préjugés et autres facteurs qui agissent sur notre physique et notre mental.
La seule manière de surmonter les diverses épreuves auxquelles nous sommes confrontés est de prendre du recul et « se laisser aller ». Il y a plus de 2000 ans, Patañjali, le grand maître yogi, écrivait que le yoga est une science qui permet de retrouver la sérénité et d'« apaiser les vagues de l'esprit ». Les postures, les différentes techniques respiratoires, les exercices de relaxation et de méditation nous aident à contrôler notre corps, notre esprit et nos émotions.
La réalisation et le maintien de certaines postures stimulent le système cardio-vasculaire, tonifient les muscles, développent le sens de l'équilibre, les réflexes, la coordination des mouvements et aussi celle de la respiration et des gestes.
Une pratique régulière du yoga apporte un regain de vitalité tant sur le plan physique que mental.
Selon Patañjali, chacun doit se remettre en question et changer, si besoin est, son mode de vie et de pensée.
Les aphorismes édictés par le maître yogi vous aideront à mieux vivre avec votre entourage et vous guideront vers une approche plus saine et plus positive de la vie. Pour Patañjali, l'essence même de la vie est « d'être avec ce qui est ». En un mot, accordez toute votre attention à la personne avec laquelle vous vous trouvez – quelle qu'elle soit – ou à ce que vous faites sans vous laisser accaparer par des pensées ou des émotions parasites susceptibles d'obscurcir votre jugement.

APHORISMES

Pour Patañjali, avoir une relation positive avec son entourage et soi-même est primordial. Les aphorismes suivants édictés par le maître yogi vous aideront à vivre plus positivement et faciliteront la circulation de l'énergie vitale.

POUR AVOIR UNE RELATION POSITIVE AVEC VOTRE ENTOURAGE :
• Évitez de faire du mal et essayez d'éprouver de la compassion.
• Soyez honnête en pensées, en paroles et en actions.
• Ne volez pas les biens d'autrui.
• Ne leur faites pas perdre leur temps, ne gaspillez pas leur énergie.
• Soyez fidèle et altruiste.
• Évitez d'acquérir ou d'accorder trop d'attention à des choses matérielles (ou à des personnes) en tant que telles ou par pur égoïsme.
POUR AVOIR UNE RELATION POSITIVE AVEC VOUS-MÊME :
• Développez la pureté au niveau de l'intellect, du corps et de l'esprit – la propreté intérieure et extérieure.
• Dans la vie, recherchez la simplicité.
• Développez vos capacités physiques et mentales (par la pratique du yoga).
• Agissez avec discernement et objectivité et non par instinct face à une situation donnée.
•Acceptez qu'il y ait autre chose dans la vie que le monde matériel et intéressez-vous au monde spirituel.

Avoir une nouvelle approche de la vie

La plupart des gens agissent en étant poussés par leur ego, leurs désirs, leurs obsessions, leurs préjugés, leurs espoirs et leurs peurs ; aussi leur est-il très difficile de se laisser aller et de devenir altruistes. De plus, pour parvenir à atteindre l'état d'esprit prôné par les maîtres du yoga, ils doivent être convaincus de la nécessité de changer leur façon d'agir. Si vous parvenez à modifier votre comportement, à maîtriser ou éliminer les émotions négatives, si vous respectez les autres, si vous éprouvez de la compassion à leur égard et apprenez à faire ce que vous dicte votre cœur, vous aurez un regain d'énergie. Vous serez moins fragile et ne vous laisserez plus détruire par le côté négatif des événements que vous vivez ou des êtres qui vous entourent. Ces changements n'auront pas lieu du jour au lendemain. Vous devrez sans cesse observer votre comportement et contrôler vos pensées en essayant d'être le plus objectif possible afin de devenir de plus en plus positif.
Choisissez l'un des aphorismes édictés par Patañjali (p. 11) et essayez durant toute une journée de le mettre en pratique tant dans vos pensées que dans vos intentions et vos actions. Le jour suivant, essayez d'agir conformément à ce principe et observez ce que vous ressentez lorsque vous y parvenez. Procédez ainsi pour chacun des aphorismes. Soyez persévérant et ne vous découragez pas si vous échouez. Au fil des jours, cet exercice vous semblera plus facile, vous aurez plus d'énergie. En un mot, vous serez plus heureux.
Être en harmonie avec la nature et prendre le temps de vivre vous sera également bénéfique. Prêtez

attention et profitez du monde qui vous entoure ; émerveillez-vous de ce que vous offre la nature, vous sentirez ainsi « l'intelligence sous-jacente de l'univers » et serez moins replié sur vous-même. Enfin, pour vous ressourcer, n'hésitez pas à passer un moment en pleine nature.

COMMENT UTILISER CET OUVRAGE ?

Ce livre est divisé en trois parties. La première partie, « Les Fondements », vous donne un certain nombre de conseils essentiels pour bien pratiquer le yoga : matériel, étirements ainsi que quelques techniques respiratoires. « L'Union du corps et de l'esprit » présente différentes postures, techniques respiratoires, exercices de méditation et de relaxation. Travaillez une ou deux postures, puis, lorsque vous les maîtriserez, passez aux suivantes. Regardez attentivement les photographies afin d'avoir une idée globale de la posture, puis respectez les étapes les unes après les autres. Si vous ne pouvez pas franchir toutes les étapes d'une posture, n'allez pas au-delà de vos limites, mais essayez plutôt sa variante lorsque celle-ci est proposée.
Dans la partie « Les Enchaînements », certaines postures et différentes pratiques (respiration, relaxation ou méditation) sont associées. Pour réaliser ces enchaînements, vous devez parfaitement maîtriser chacune des postures. La meilleure façon de pratiquer le yoga est de le faire sous l'égide d'un professeur. C'est pourquoi nous vous recommandons vivement de vous inscrire à un cours.

LES FONDEMENTS

Vous trouverez dans cette partie quelques postures de base, des exercices préliminaires qui vous feront prendre conscience de l'essence même du yoga et des exercices fondés sur les techniques respiratoires et les étirements pour assouplir le corps et coordonner la respiration et le mouvement.

AVANT DE COMMENCER

Le yoga n'est pas simplement un exercice physique, c'est avant tout un état d'esprit. Avant toute chose, lisez attentivement les pages suivantes et laissez-vous imprégner par la philosophie yogi.

La pratique du yoga doit être régulière. Mieux vaut opter pour une courte séance tous les jours que pour une longue séance une ou deux fois par semaine. Les moments de la journée les plus propices sont avant le petit déjeuner ou en fin d'après-midi. Pratiquez le yoga l'estomac vide, soit trois heures après un repas copieux, deux heures après un repas léger et une heure après un en-cas. Portez des vêtements amples qui n'entravent ni vos mouvements ni votre respiration. Ayez à portée de main un tapis antidérapant et installez-vous dans un endroit suffisamment spacieux pour effectuer les étirements.
Si vous êtes novice, soyez tout particulièrement

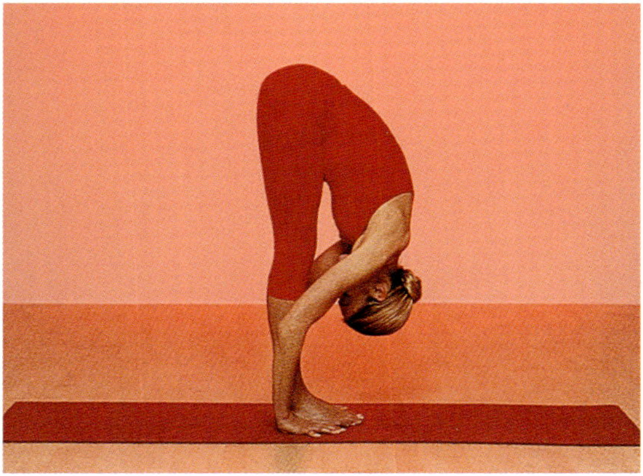

TENIR COMPTE DE SA CONDITION PHYSIQUE

• Si vous souffrez d'hypertension, de problèmes cardiaques, d'un glaucome ou d'un décollement de rétine, ne penchez jamais la tête plus bas que le niveau du cœur.
• Si votre tension artérielle est élevée ou si vous avez des problèmes cardiaques, ne gardez pas une posture debout ou complexe trop longtemps.
• Si vous souffrez d'hypotension (tension artérielle basse), relevez-vous lentement après une posture inversée.
• Si vous avez des problèmes de dos ou une sciatique, évitez les flexions et les torsions pouvant entraîner des douleurs ou des symptômes divers.

à l'écoute de votre corps. S'il est tout à fait normal que vous ressentiez des courbatures après les deux premières séances, vous ne devez pas avoir mal. Si tel est le cas, cela veut dire que vous êtes allé au-delà de vos limites. Si vous ressentez des douleurs dans la poitrine, des palpitations, des vertiges ou que vous êtes à bout de souffle, arrêtez-vous immédiatement, puis recommencez l'exercice sans forcer. Si ces problèmes persistent, demandez un avis médical. N'essayez jamais de rivaliser avec les personnes qui pratiquent le yoga avec vous. Soyez patient et tenez compte de vos forces et de vos faiblesses. Ayez conscience de vos limites et sachez que seule une pratique régulière vous permettra de les dépasser peu à peu. À chaque posture correspond une contre-posture. Si vous faites une flexion avant, penchez-vous ensuite en arrière, et si vous vous penchez en arrière, faites ensuite une flexion avant ou une torsion. Si vous sollicitez un côté de votre corps, répétez toujours le mouvement de l'autre côté.

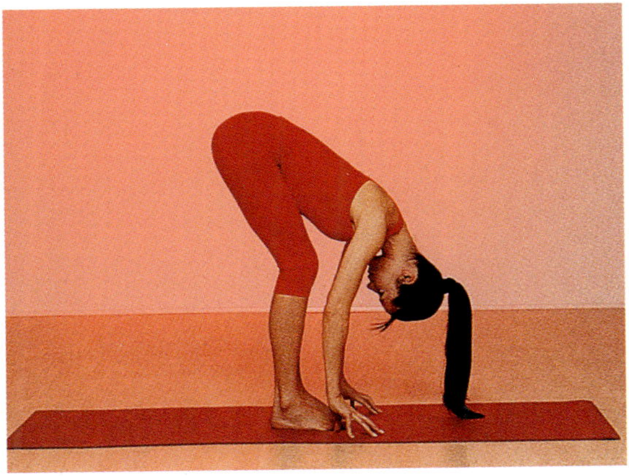

Lorsque vous vous penchez en avant, gardez les genoux fléchis.

- **Si vous avez une hernie ou si vous venez de subir une intervention chirurgicale de l'abdomen, ne sollicitez pas cette partie du corps.**
- **Si vous souffrez d'arthrite, ne sollicitez pas vos articulations lorsqu'elles sont enflammées.**
- **Si vous souffrez d'arthrite ou d'autres problèmes de nuque, levez, penchez et tournez doucement la tête.**
- **Lorsque les femmes ont leurs règles, elles doivent éviter les postures inversées ou les postures qui sollicitent fortement la zone pelvienne.**

CONNAÎTRE SES LIMITES

Ne maltraitez pas votre corps. Si vous n'arrivez pas à exécuter une posture, optez pour sa variante lorsque celle-ci est présentée.

Les postures de base

↘ Les postures de base – debout, assise et allongée – sont capitales dans la mesure où elles vous permettent de développer votre sens de l'équilibre, de découvrir combien il est important d'aligner les différentes parties du corps, de bien respirer et de prendre conscience de la circulation de l'énergie dans tout votre être. Avant de réaliser des postures plus complexes, il est primordial de maîtriser ces postures de base.

La position assise est la plus fréquente pour les exercices de respiration et de méditation. Pour rester concentré, vous ne devez ressentir aucune douleur. La position allongée permet de prendre conscience du corps et de la respiration et d'éliminer les différentes tensions. Si certaines postures sont trop difficiles, n'hésitez pas à utiliser un bloc de mousse ou un coussin comme support.

La position debout

→ Vous êtes debout, le dos droit, les pieds parallèles écartés de la largeur du bassin. Les oreilles, le dessus des épaules, les hanches et les chevilles sont alignés.
→ Enfoncez les pieds dans le sol et grandissez-vous.
→ Bombez le torse. Le corps est en parfait équilibre.
→ Regardez fixement devant vous, détendez-vous et respirez naturellement.

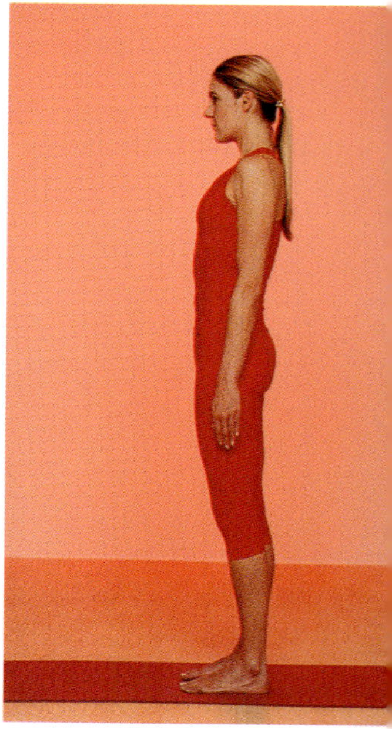

La position assise

→ Cette posture est idéale pour les exercices respiratoires.

→ Croisez les tibias et glissez les pieds sous les mollets ou les genoux opposés.

→ Penchez-vous légèrement en avant afin de décoller les ischions. La colonne vertébrale et la tête sont droites et alignées. Les épaules sont décontractées.

La position du demi-lotus

→ Si vous êtes suffisamment souple, optez pour la position du demi-lotus.

→ Asseyez-vous jambes allongées.

→ Amenez la plante du pied gauche à l'intérieur de la cuisse droite et le pied droit sur ou devant le mollet gauche.

→ Les talons se touchent. Les genoux sont collés au sol.

La position agenouillée

→ S'il vous est difficile de rester assis en tailleur, asseyez-vous sur les talons, le dessus des cuisses tourné vers le plafond.

CONSEILS

Pour plus de confort, écartez les genoux et les pieds, et asseyez-vous sur un bloc de mousse, une couverture pliée ou un traversin. La colonne vertébrale et la tête sont droites et alignées. Les épaules et la nuque sont décontractées.

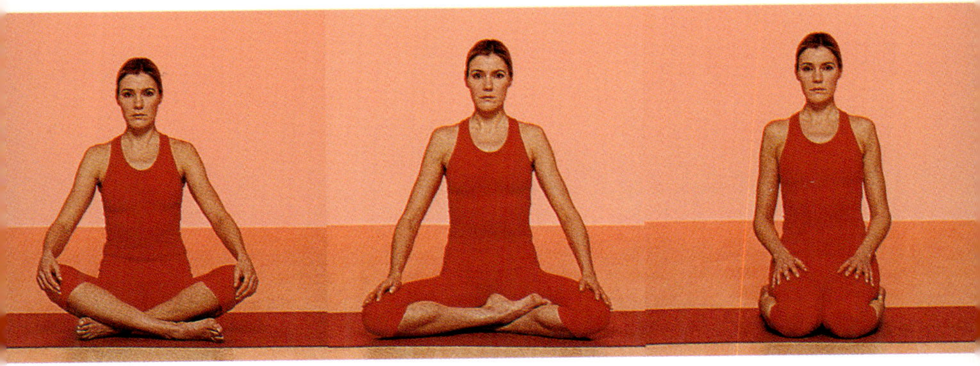

Allongé sur le dos

→ Vous êtes allongé sur le dos, jambes tendues, pieds écartés de la largeur du bassin.

→ Laissez les jambes et les pieds s'affaisser sur le côté. Les bras sont dégagés du torse et les paumes tournées vers le plafond.

Allongé jambes fléchies

→ Si, lorsque vous êtes allongé sur le dos, vous ressentez des douleurs dans le bas du dos, fléchissez les genoux. Les pieds sont écartés de la largeur du bassin. Les genoux se touchent.

Allongé sur le ventre

→ Détendez-vous en vous allongeant sur le ventre. Les pieds sont écartés de la largeur du bassin, les bras croisés sous la tête, les jambes décontractées.

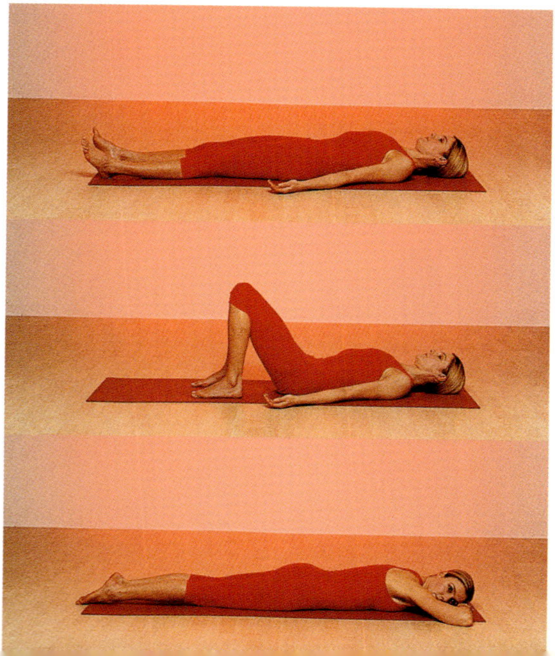

Utilisation d'une ceinture et d'un bloc de mousse

→ Une ceinture ou un bloc de mousse vous seront de la plus grande aide si vous avez des douleurs dans une partie du corps ou des problèmes d'équilibre. Bien placés, ils peuvent vous éviter de solliciter trop fortement le dos.

Utilisation d'un coussin

→ Si besoin est, reposez une partie du corps sur un coussin. Dans la posture du papillon en position allongée (p. 92), un coussin glissé sous les cuisses soulage les tensions des adducteurs et facilite l'ouverture des hanches.

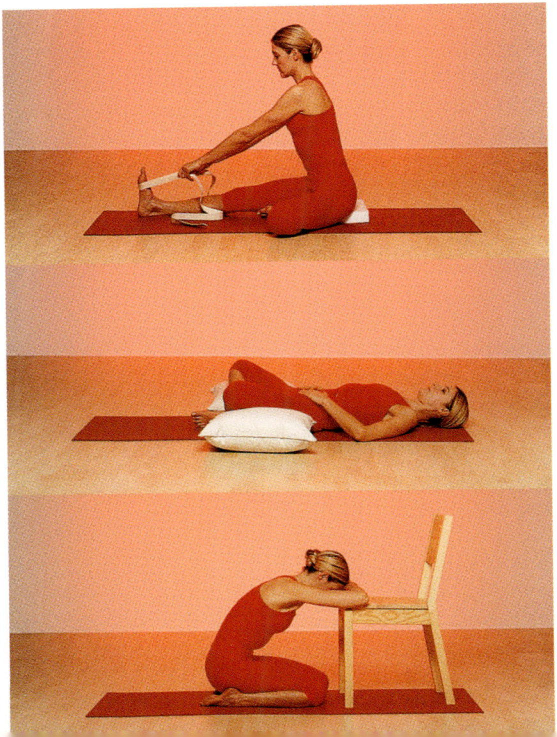

CONSEILS

Une chaise peut être utilisée pour modifier une posture. Si vous souffrez d'hypertension, posez votre tête sur le siège d'une chaise dans la posture de l'enfant (p. 74). Pour les exercices de respiration ou de méditation, s'il vous est difficile de vous asseoir ou de vous agenouiller sur le sol, asseyez-vous au bord du siège, les plantes de pieds à plat.

LA CONCENTRATION

Avant de commencer une séance de yoga, prenez quelques instants pour vous concentrer sur le lieu et l'instant présent et vous préparer physiquement et moralement à effectuer les différentes postures.

↘ Installez-vous dans un endroit tranquille et choisissez la position – debout, assise ou allongée – qui vous semble la plus propice à la concentration. Observez votre respiration jusqu'à ce qu'elle soit calme et régulière et que votre esprit soit apaisé.

→ Vous êtes allongé sur le dos, les genoux fléchis, les pieds écartés de la largeur du bassin, les bras décollés du torse, les paumes tournées vers le plafond et les doigts légèrement repliés vers l'intérieur. La tête est droite et repose sur le sol, la nuque détendue. Si besoin est, glissez sous votre tête un bloc de mousse ou un coussin peu épais.
→ Collez le bas du dos au sol. Allongez doucement les jambes qui sont décontractées. Les pieds tombent sur le côté (si cette position n'est pas confortable, gardez les genoux fléchis).
→ Fermez les yeux. Essayez d'identifier les parties tendues ou contractées de votre corps.
→ Concentrez-vous sur chacune des parties de votre corps en commençant par les pieds, puis en remontant vers les mollets, les cuisses, les hanches, les fesses, les mains, les avant-bras, les bras, la poitrine, le bas du dos, les épaules, la nuque et le visage. Commandez à chaque partie du corps de se détendre.
→ Concentrez-vous ensuite sur la respiration. Vérifiez que vous respirez par les deux narines. N'essayez ni de contrôler votre respiration ni d'en modifier le rythme. Concentrez-vous simplement sur les inspirations et les

expirations. Votre respiration devient plus lente et plus profonde. À chaque expiration, laissez-vous aller un peu plus. Votre corps s'enfonce dans le sol tout en restant léger.

→ Concentrez-vous sur les expirations qui, peu à peu, deviennent légèrement plus longues que les inspirations. Comptez à rebours dix expirations.

→ Lorsque vous avez terminé, tournez lentement la tête d'un côté puis de l'autre trois fois de suite. Inspirez, levez les bras à la verticale, puis tendez-les derrière la tête. Les doigts sont tendus. Le bas du dos est collé au sol et les talons pointent vers le mur d'en face.

→ Maintenez la position pendant quelques respirations naturelles. Expirez et ramenez les bras le long du corps ou posez les mains sur l'abdomen. Laissez-vous aller complètement.

→ Tournez-vous lentement sur un côté, inspirez et expirez plusieurs fois.

→ Passez lentement en position assise et relevez-vous.

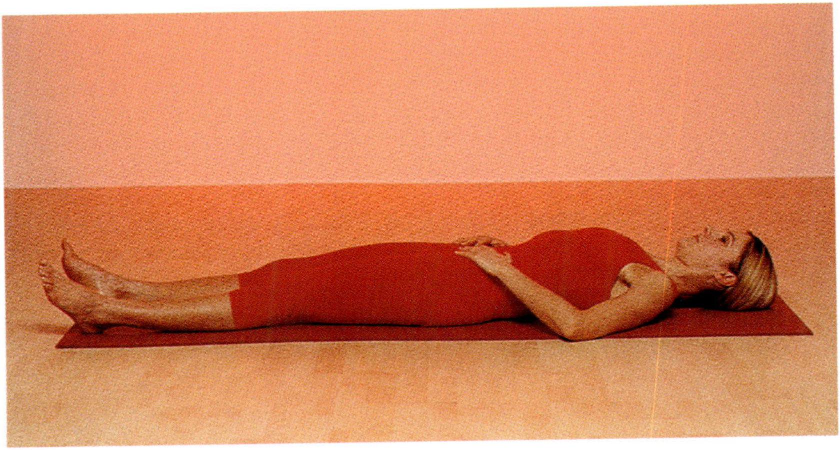

GÉNÉRALITÉS SUR LA RESPIRATION

La respiration varie en fonction de l'état physique, mental et émotionnel dans lequel vous vous trouvez. Elle permet au *prâna* – le souffle vital – de pénétrer dans le corps.

La respiration fournit au corps l'oxygène indispensable pour bouger, penser et éprouver des sentiments et permet le rejet du gaz carbonique. Lorsque les muscles respiratoires situés entre les côtes ou derrière la cage thoracique sont contractés, vous ressentez une douleur dans la poitrine et vous êtes oppressé. Certaines techniques respiratoires éliminent les tensions ressenties dans tout le haut du corps, y compris dans la nuque et les épaules. Par ailleurs, elles vous permettent d'adapter votre respiration en fonction d'une situation donnée. Le souffle est un lien puissant qui relie le corps et l'esprit. Le contrôle de la respiration – régulière ou saccadée, rapide ou lente, superficielle ou profonde, respiration par la bouche ou respiration nasale alternée – a une influence sur l'état physique, mental et émotionnel de chacun.

La respiration complète

Cette technique, qui combine la respiration abdominale, thoracique et claviculaire, permet d'acheminer l'énergie vitale dans tout le corps et d'éliminer les tensions.

SAVOIR BIEN RESPIRER

La pratique du yoga fait le plus souvent appel à la respiration par le nez et sollicite fortement le diaphragme. Généralement lente, non saccadée et profonde, la respiration doit accompagner les mouvements : inspiration pour les mouvements d'ouverture comme les flexions arrière, et expiration pour les mouvements de fermeture comme les flexions avant. Les exercices respiratoires ci-après qui peuvent être pratiqués en position debout, assise ou couchée, vous aideront à prendre conscience du rôle des muscles respiratoires.

→ Inspirez et expirez profondément.
→ Vous êtes assis en tailleur sur le sol. Les paumes sont à plat sur l'abdomen. Les majeurs se touchent. Inspirez. L'abdomen se gonfle. Les doigts ne se touchent plus. Expirez. L'abdomen redescend et les doigts se touchent à nouveau. Répétez l'exercice six fois de suite. 1
→ Posez les mains de chaque côté de la cage thoracique. Les pouces sont appuyés sur l'arrière de la cage thoracique et les autres doigts sur le devant. Inspirez. Les côtes ressortent et remontent. Expirez. La cage thoracique redescend. Répétez l'exercice six fois de suite. 2
→ Posez les doigts sur les clavicules. Inspirez. La partie supérieure de la poitrine se gonfle et les doigts remontent légèrement vers la tête. Expirez. La poitrine et les doigts redescendent. Répétez l'exercice six fois de suite. 3

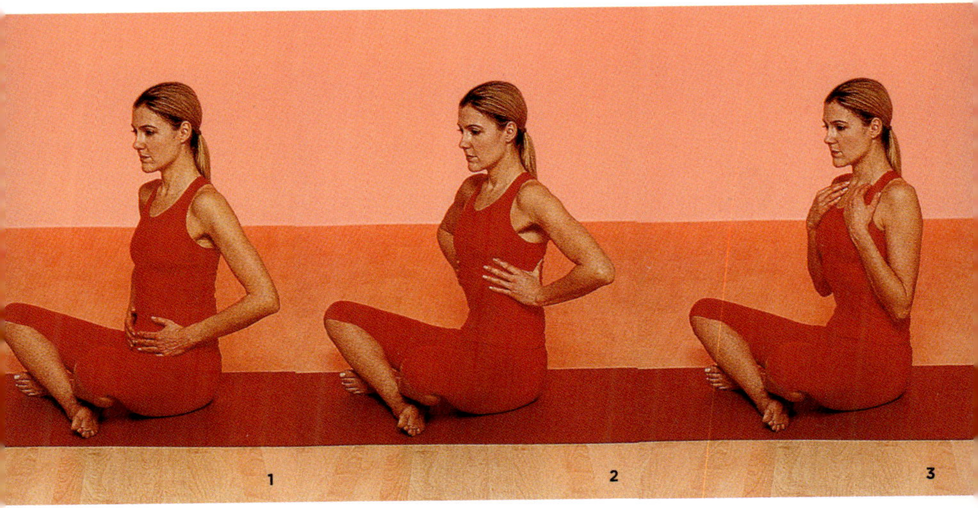

LA COORDINATION DES MOUVEMENTS ET DE LA RESPIRATION

Les étirements suivants développent la coordination des mouvements et de la respiration et étirent les muscles les plus raides. Concentrez-vous sur la respiration.

Étirement vers le haut et le bas

→ Vous êtes en position debout (p. 18), pieds parallèles écartés de la largeur du bassin. Regardez fixement devant vous et privilégiez la respiration complète. 1

→ Inspirez, puis dégagez lentement les bras du torse et montez-les au-dessus de la tête. Joignez les mains. Les doigts sont tendus. Vous regardez toujours devant vous. 2

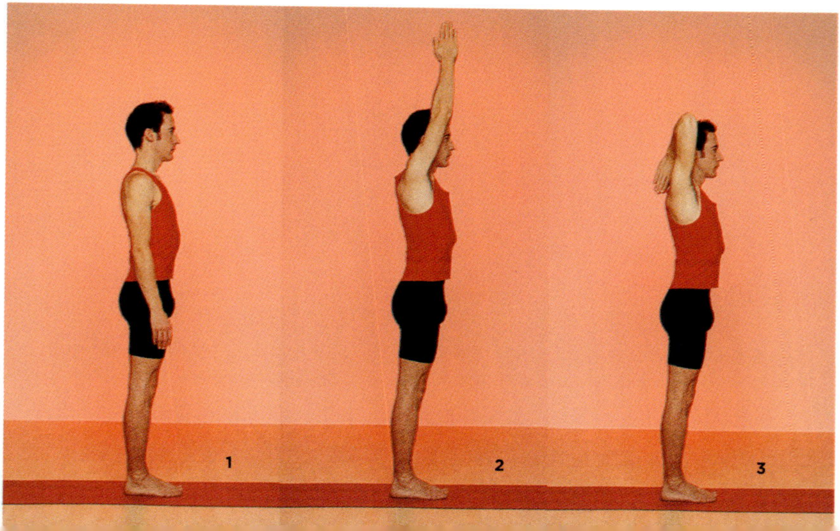

→ Expirez, tirez les bras en arrière et pliez-les. Les mains sont jointes et touchent le haut du dos. Les doigts pointent vers le sol. Tirez les coudes vers le plafond. 3
→ Croisez les doigts. Inspirez, puis levez à nouveau les bras au-dessus de la tête en poussant les paumes vers le plafond. 4
→ Expirez, baissez les bras sur les côtés. Inspirez, tirez les bras vers l'arrière et croisez les doigts. Gonflez la poitrine et rentrez l'abdomen. 5
→ Expirez et penchez-vous en avant à partir des hanches en fléchissant les genoux. Tirez les bras le plus possible vers le plafond. Inspirez et redressez-vous en tirant à nouveau les bras vers l'arrière. Ramenez les bras sur les côtés en expirant. Répétez l'exercice plusieurs fois. 6

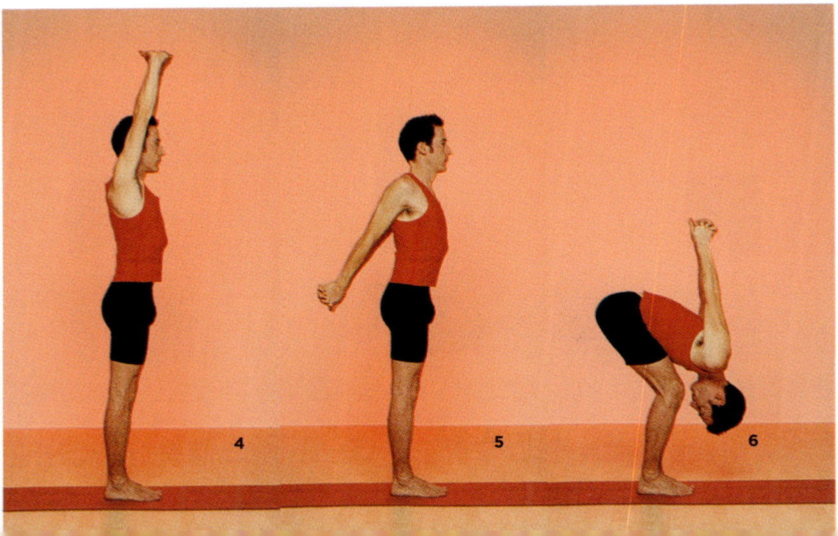

Brasse : tonifier les pectoraux

→ Vous êtes debout, le dos droit. Tendez les bras en avant à hauteur des épaules et joignez les paumes des mains. Respirez naturellement deux ou trois fois, puis inspirez et retournez les mains afin que les dos se touchent. 1

→ Expirez, tendez les bras à l'horizontale sur les côtés, puis dessinez un cercle de l'arrière vers l'avant comme si vous nagiez la brasse. 2

→ Collez les coudes au corps, tendez les avant-bras, inspirez et joignez les mains. Répétez l'exercice plusieurs fois de suite.
Le mouvement est lent et non saccadé. 3

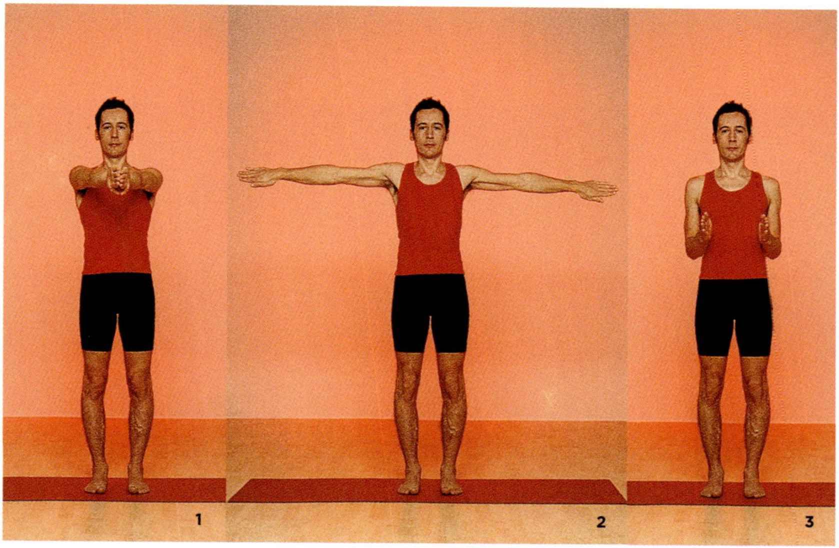

Dos crawlé : tonifier le dos

→ Vous êtes debout, le dos droit, les pieds parallèles. Les mains sont à plat sur les cuisses. Attendez que votre respiration soit calme et régulière. Inspirez, tendez le bras gauche en avant, puis levez-le à la verticale. 1

→ Dessinez un cercle en tirant le bras gauche vers l'arrière comme si vous nagiez le dos crawlé. Pour empêcher le buste de tourner, appuyez fortement la main droite sur la cuisse droite. Regardez fixement devant vous. 2

→ Ramenez le bras gauche le long du corps. Répétez l'exercice plusieurs fois en changeant à chaque fois de bras, puis inspirez en dessinant un cercle avec le bras droit et expirez en dessinant un cercle avec le bras gauche. 3

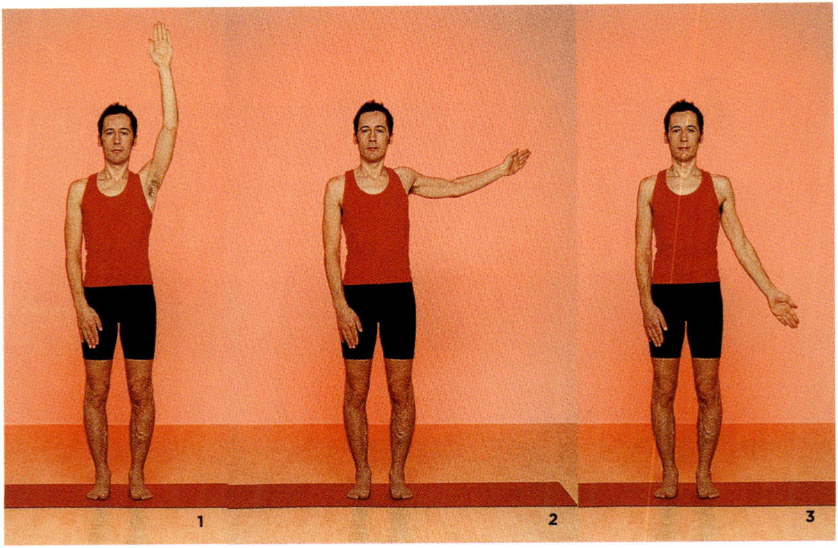

Étirement latéral et torsion du buste

→ Vous êtes debout, dos droit et pieds écartés de la largeur du bassin. Les bras sont le long du corps. Les mains sont croisées. Respirez naturellement. 1
Inspirez, levez les bras au-dessus de la tête sans décroiser les doigts. Les paumes sont tournées vers le plafond. 2
→ Expirez, tendez les bras. Les épaules sont dégagées. Étirez les bras au maximum. 3

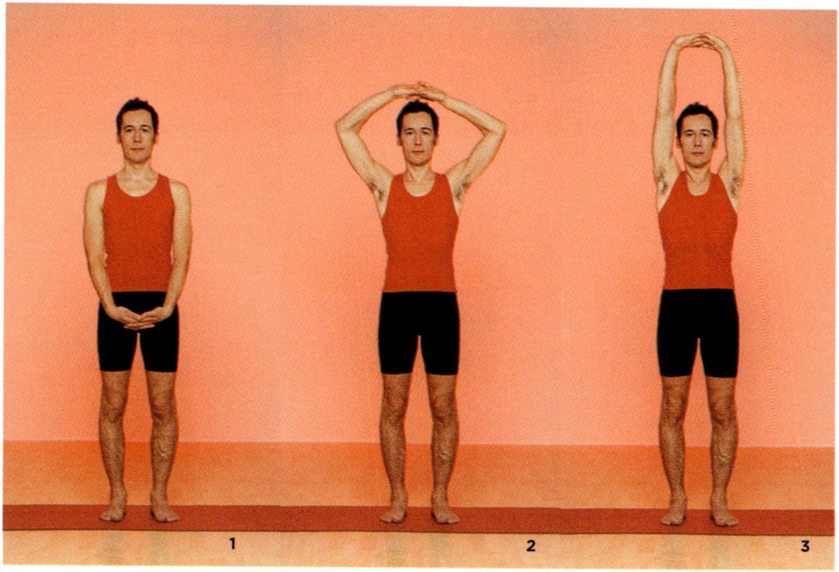

1 2 3

→ Inspirez, puis inclinez-vous sur la droite à partir de la taille en expirant. Inspirez et redressez-vous. Inclinez-vous sur la gauche en expirant et inspirez en vous redressant. 4
→ Expirez et effectuez une torsion du buste sur la droite eu poussant les paumes vers le plafond. Inspirez en revenant à la position de départ. Expirez en effectuant une torsion sur la gauche et inspirez pour revenir à la position de départ. Expirez et ramenez les bras devant vous sans les plier et en gardant les doigts croisés. Répétez l'exercice deux fois. 5

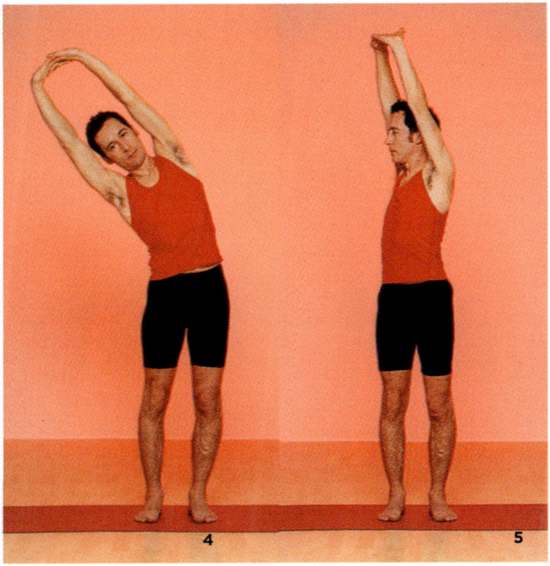

Étirement des jambes

→ Vous êtes en position debout (p. 18). Levez le genou droit le plus haut possible et posez les mains de chaque côté du tibia. Tirez doucement le genou vers la poitrine. Respirez lentement et profondément trois fois. 1

→ Amenez la main droite sur le pied droit et baissez le genou afin de coller le talon sur la fesse droite. Respirez naturellement trois fois de suite en poussant la hanche droite vers l'avant contre la main gauche. 2

→ Levez le bras gauche au-dessus de la tête. Respirez naturellement trois fois. Le genou fléchi et la jambe tendue sont alignés. Lâchez votre pied droit et baissez lentement la jambe. Répétez à gauche. 3

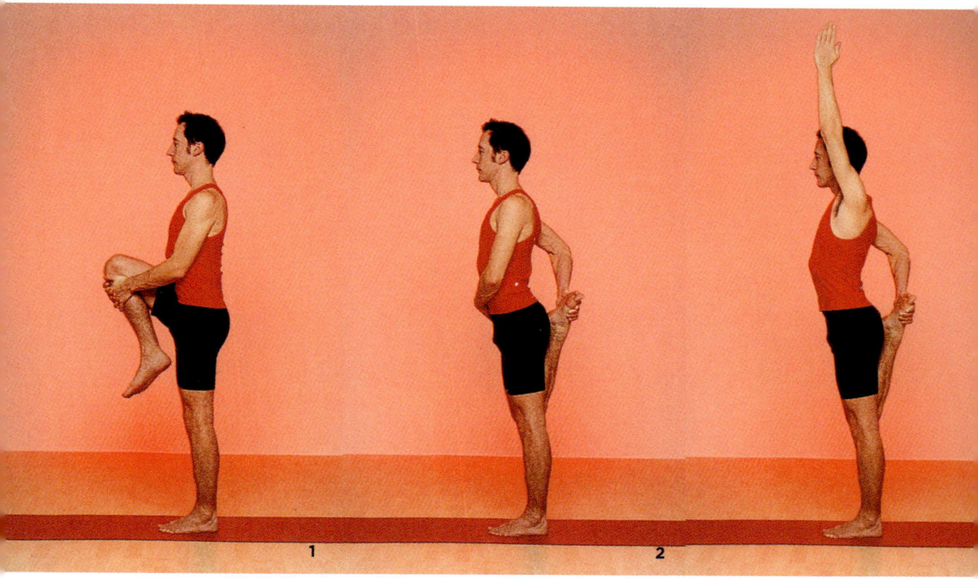

1 2

Élévation du genou et coups de pied

→ Vous êtes debout. Les coudes sont collés au corps. Les avant-bras sont tendus à l'horizontale à hauteur de la taille. Les paumes sont tournées vers le sol. Attendez que votre respiration soit calme et régulière. 1

→ Levez l'un après l'autre le genou droit et le genou gauche. Les genoux doivent toucher les paumes sans que vous baissiez les mains. Montez les genoux de plus en plus vite. 2

→ Posez le dos des mains sur les fesses et levez les pieds l'un après l'autre afin que les talons viennent frapper les mains. Commencez doucement puis allez de plus en plus vite. Refaites l'exercice (étapes 2 et 3). 3

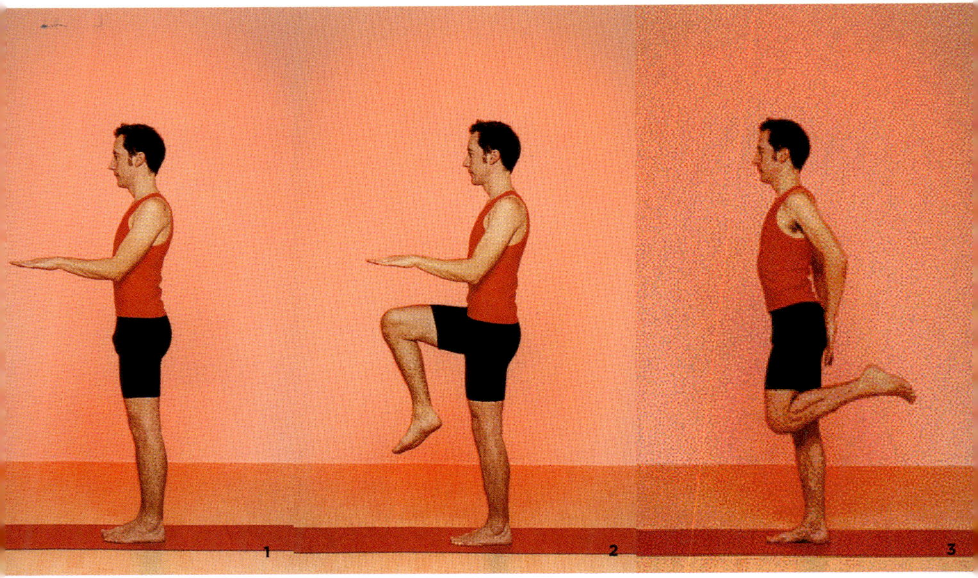
1 2 3

Accroupissement jambes écartées

→ Vous êtes debout, les jambes écartées de 90 à 120 cm, les pieds légèrement tournés vers l'extérieur et les genoux dans l'alignement des orteils. Regardez fixement devant vous. 1

→ Fléchissez légèrement les genoux et posez les mains à l'intérieur des cuisses juste au-dessus des genoux. Les doigts sont légèrement écartés, les pouces sont posés sur l'extérieur des cuisses. Inspirez. 2

→ Expirez et tirez les hanches vers l'arrière comme si vous vouliez vous asseoir. Étirez la colonne vertébrale. Les hanches ne doivent pas descendre plus bas que les genoux. Inspirez et relevez-vous. Répétez lentement l'exercice dix fois de suite. 3

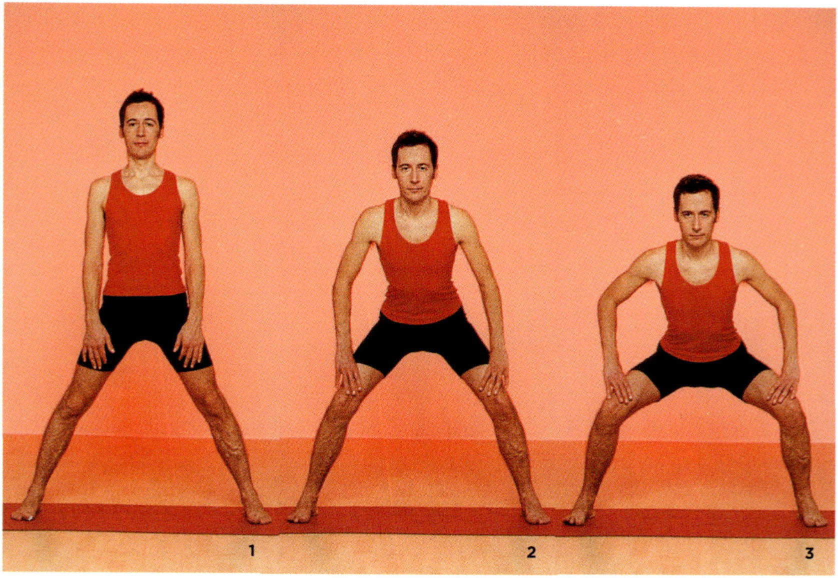

Fente jambes écartées

→ Vous êtes debout, les genoux légèrement fléchis et les mains à l'intérieur des cuisses juste au-dessus des genoux. Les doigts sont légèrement écartés et les pouces posés à l'extérieur des cuisses. Respirez naturellement. [1]

→ Expirez, fléchissez le genou droit et tendez la jambe gauche en fente. Inspirez, fléchissez le genou gauche et tendez la jambe droite en fente. Répétez l'exercice dix fois de suite en expirant lorsque vous fléchissez le genou gauche et en inspirant lorsque vous fléchissez le genou droit. Vous sentez un étirement à l'intérieur des cuisses. Le genou fléchi est toujours dans l'alignement des orteils. [2]

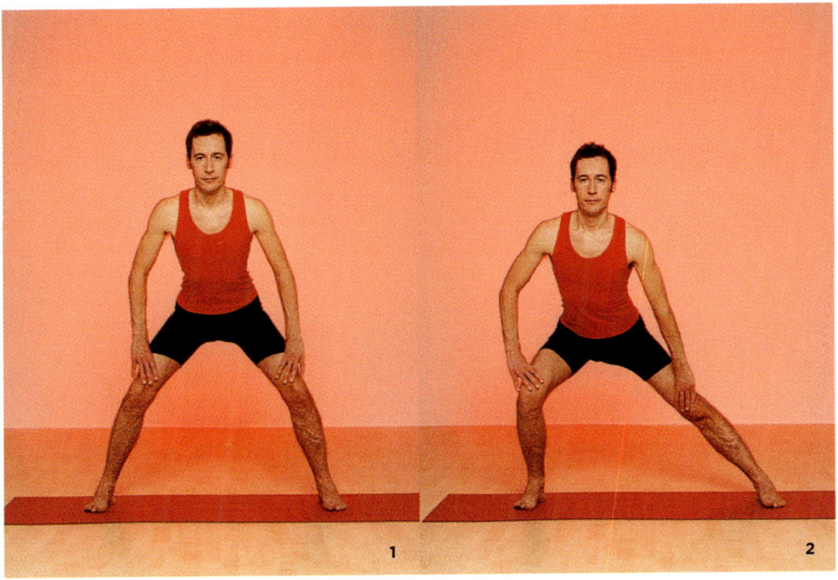

L'UNION DU CORPS ET DE L'ESPRIT

Les postures et les différents exercices présentés ici ont pour but de revitaliser le corps et l'esprit. Maintenez les postures aussi longtemps que possible, respirez calmement et régulièrement, et restez toujours à l'écoute de votre corps.

LA FLEXION AVANT

Cette posture décontracte les épaules et étire la colonne vertébrale. Les pieds sont ancrés dans le sol. Pour un meilleur étirement des ischio-jambiers, pointez les ischions vers le haut.

→ Vous êtes en position debout (p. 18). Joignez les mains sur la poitrine. Maintenez la position pendant quelques respirations naturelles. Grandissez-vous au maximum. 1
→ Expirez, fléchissez les genoux et penchez-vous en avant à partir des hanches. Posez le bout des doigts sur le sol. Amenez le haut du buste le plus près possible des cuisses. Étirez le dos au maximum. Respirez. 2

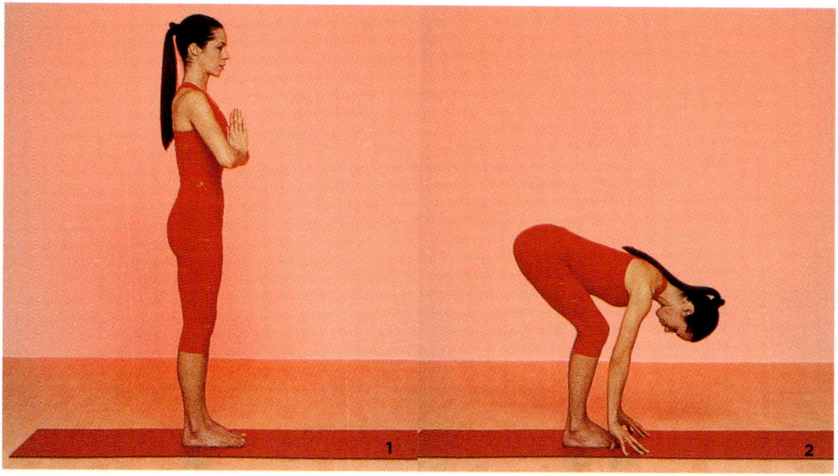

→ Enfoncez les plantes des pieds dans le sol, pointez les ischions vers le haut et tendez les jambes. Vous sentez un étirement dans les mollets. Maintenez la position pendant plusieurs respirations naturelles. À chaque expiration, accentuez l'étirement puis fléchissez à nouveau les genoux. 3

→ Posez les mains sur les hanches, inspirez et redressez-vous jusqu'à ce que le buste et la tête soient parallèles au sol. Expirez et étirez la colonne vertébrale. Inspirez et redressez le buste en gardant le dos droit. 4

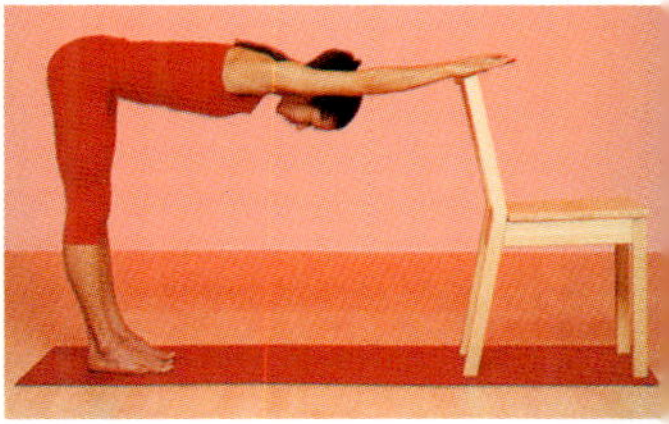

VARIANTE

Si votre tension artérielle est élevée, si vous avez des problèmes cardiaques, un glaucome ou un décollement de rétine, posez les mains sur le dossier d'une chaise et faites une demi-flexion avant. Si vous avez des douleurs dans le bas du dos ou une sciatique, gardez les genoux fléchis.

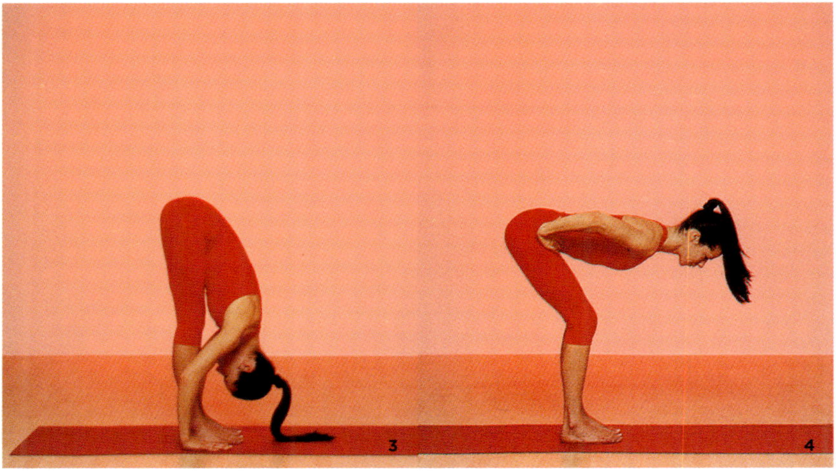

LE GUERRIER

Cette posture dynamique tonifie les muscles des jambes et du dos. Basculez le bassin en avant tout en gardant le coccyx pointé vers le bas. La respiration est régulière et vous êtes parfaitement concentré.

→ Debout, pieds joints, posez les mains sur les hanches et concentrez-vous sur la respiration. 1
→ Pivotez sur le talon gauche et ouvrez le pied. Pivotez la hanche pour placer le buste au-dessus de la jambe. 2
→ Expirez et faites un grand pas en avant avec la jambe droite. Les hanches sont à la même hauteur ; si besoin est, reculez ou avancez le pied gauche. Inspirez. 3

VARIANTE

S'il vous est difficile de garder les bras au-dessus de la tête, croisez et serrez fortement les majeurs, annulaires et auriculaires.

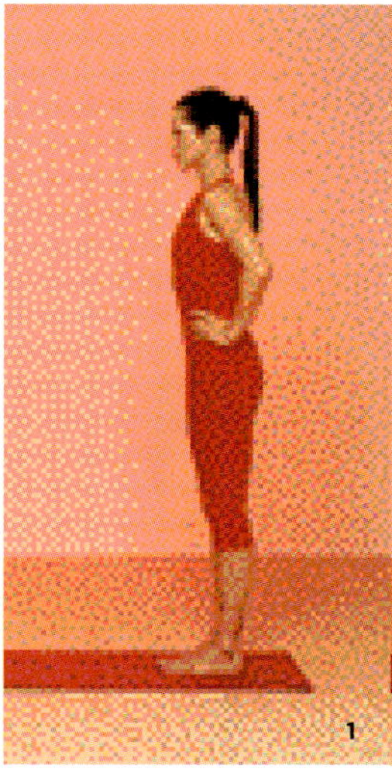
1

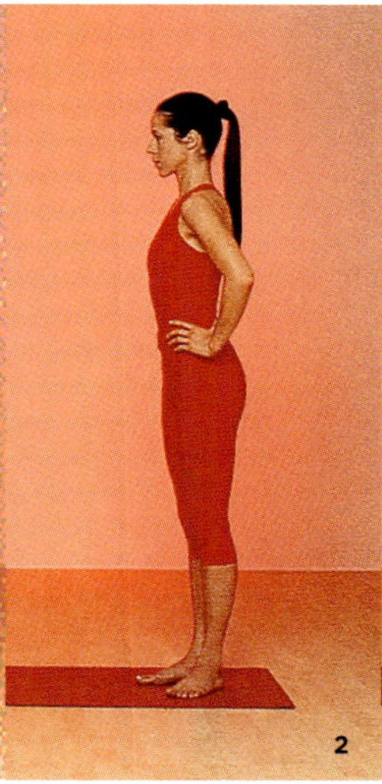
2

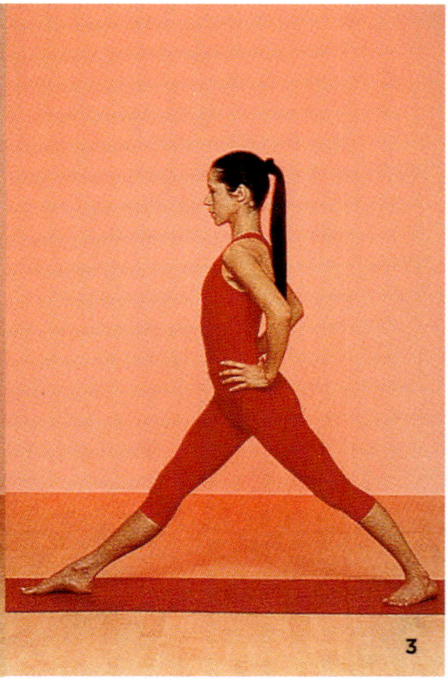
3

→ Expirez, fléchissez le genou droit et tirez le coccyx vers le bas. Enfoncez le bord externe du pied gauche dans le sol. Inspirez, levez les bras et joignez les mains au-dessus de la tête. Respirez calmement. 4

→ Inspirez et tendez la jambe droite. Tournez le buste à 90° pour revenir en position jambes écartées. Resserrez les pieds et baissez les bras. Répétez l'exercice en inversant la position des jambes. 5

CONSEILS

• Si vous avez des problèmes de dos, faites très attention lorsque vous reviendrez à la position initiale.

• Si vous avez la nuque fragile, ne levez pas la tête, à l'étape 4.

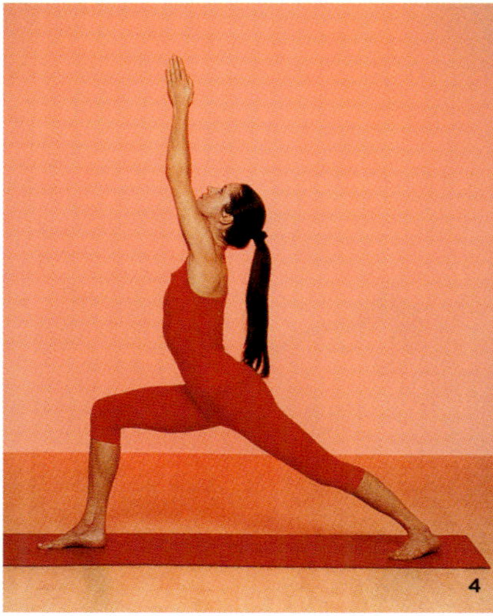

4

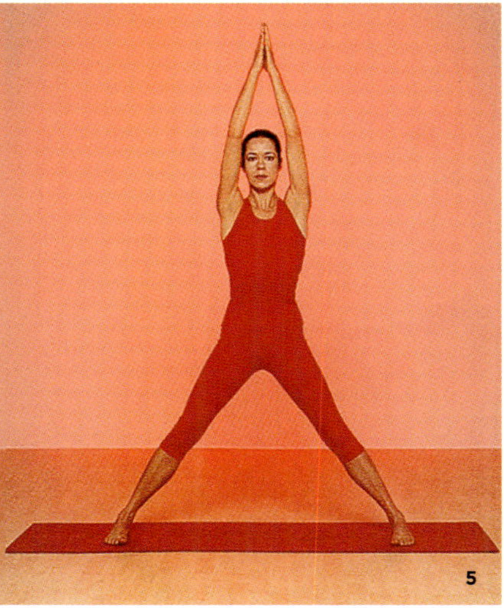

5

LE GUERRIER : EXTENSION EN FENTE PIEDS FIXES

Cette posture ouvre la poitrine et étire la cuisse et la hanche de la jambe tirée en arrière, ainsi que la colonne vertébrale. Privilégiez la respiration thoracique et sentez l'énergie circuler à l'intérieur de votre corps.

→ Vous êtes à quatre pattes, les mains dans l'alignement des épaules et les genoux dans l'alignement des hanches. Les doigts sont écartés. Enfoncez les paumes dans le sol, étirez les bras et dégagez les épaules. 1

→ Expirez et avancez le pied droit pour l'amener entre vos mains. Le genou est directement au-dessus du talon. Si vous manquez de souplesse, appuyez-vous sur le bout des doigts. 2

CONSEILS

- Si vous avez des problèmes de dos, arrêtez-vous aux étapes 3 ou 4 dans un premier temps.
- Si vous avez la nuque fragile, ne levez pas la tête à l'étape 6.
- Si votre tension artérielle est élevée ou si vous avez des problèmes cardiaques, arrêtez-vous aux étapes 4 ou 5.

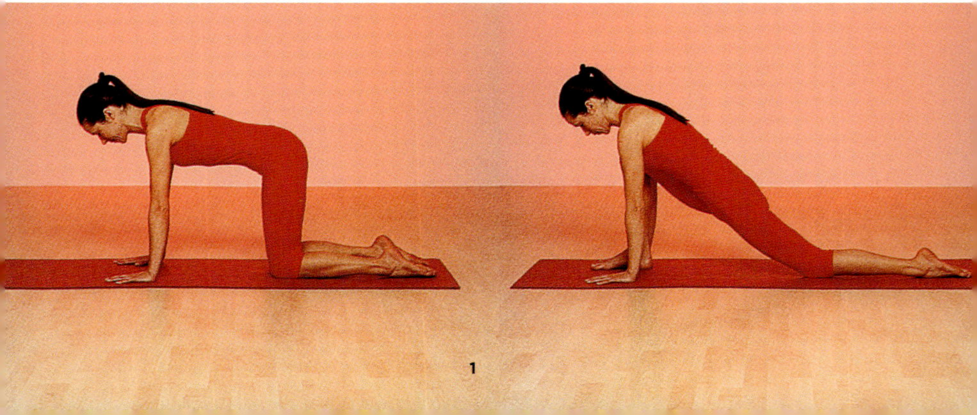

1

→ Le pied gauche est en flexion, les orteils sont pliés. La fesse droite plonge vers le sol. Levez la tête et regardez le sol devant vous. 3

→ Inspirez et poussez sur le talon gauche afin de décoller le genou du sol et accentuer l'étirement. Redressez le haut du corps et regardez fixement devant vous. 4

→ Sans reposer le genou gauche sur le sol, inspirez et posez les mains sur le genou droit. Redressez le buste à partir des hanches. Respirez naturellement. 5

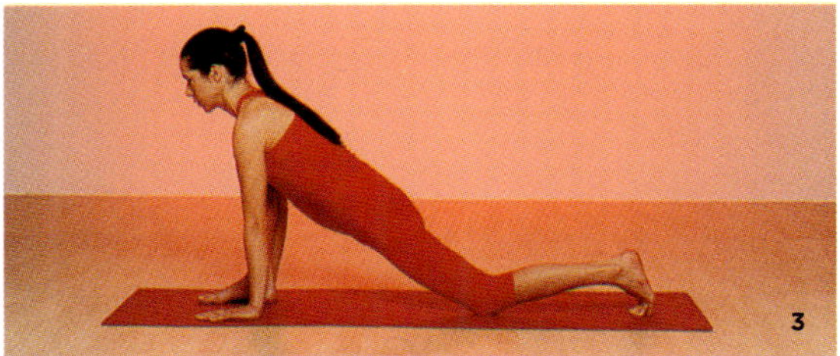

3

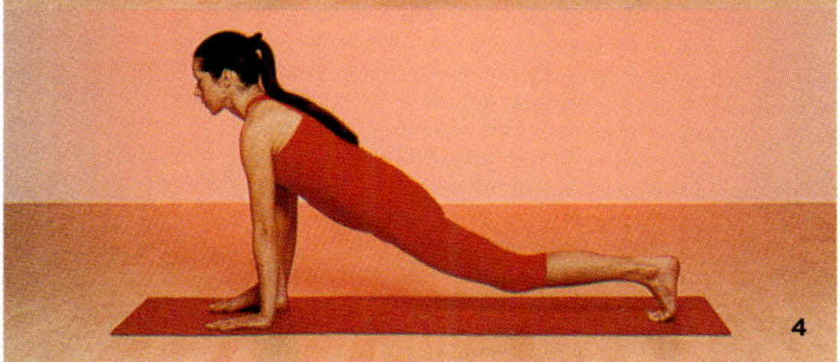

4

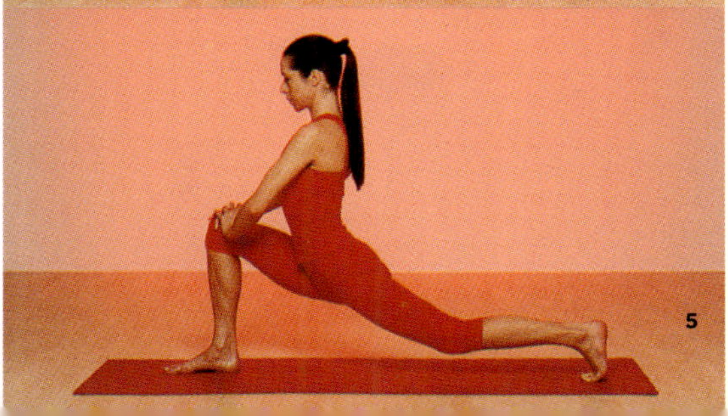

5

→ Pour accentuer l'étirement, levez les bras au-dessus de la tête et joignez les mains. Levez la tête et regardez le bout des doigts. 6

→ Si la posture est trop difficile pour vous, gardez le genou gauche au sol.

Expirez, tirez le buste vers l'avant et posez les mains au sol de chaque côté du pied droit. Reposez le genou gauche au sol. Regardez le sol devant vous. 7

→ Basculez le poids du corps sur l'avant du pied gauche. Regardez le sol et poussez le bassin vers l'arrière afin d'étirer l'arrière de la jambe droite. Si besoin est, rapprochez les mains du genou gauche. 8

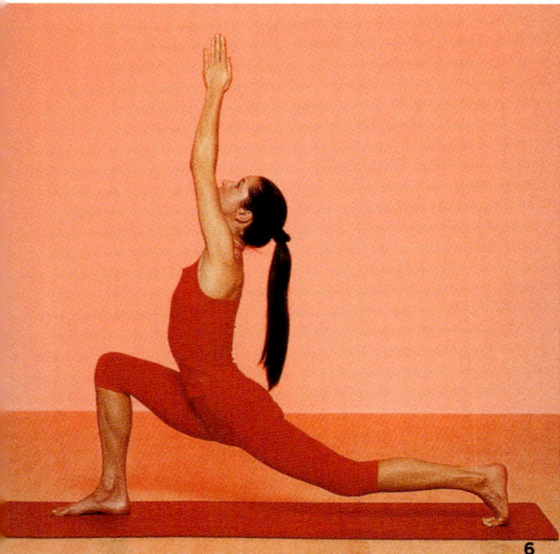

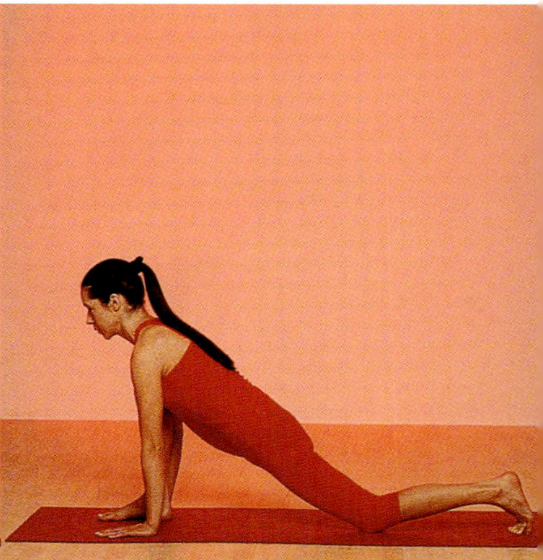

6

→ Expirez et ramenez le genou droit à côté du genou gauche. Vous êtes à nouveau à quatre pattes. Les poignets sont dans l'alignement des épaules et les genoux dans l'alignement des hanches. Regardez par terre. 9

→ Expirez et, sans bouger les mains, asseyez-vous sur les talons pour étirer le dos au maximum. Relâchez les bras et maintenez la position pendant plusieurs respirations naturelles. Répétez l'exercice (étapes 1 à 9) en inversant la position des jambes. 10

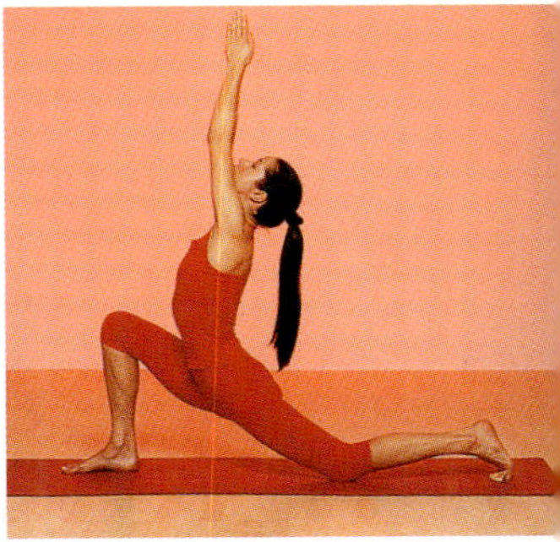

VARIANTE

Si la posture est trop difficile pour vous, gardez le genou gauche au sol.

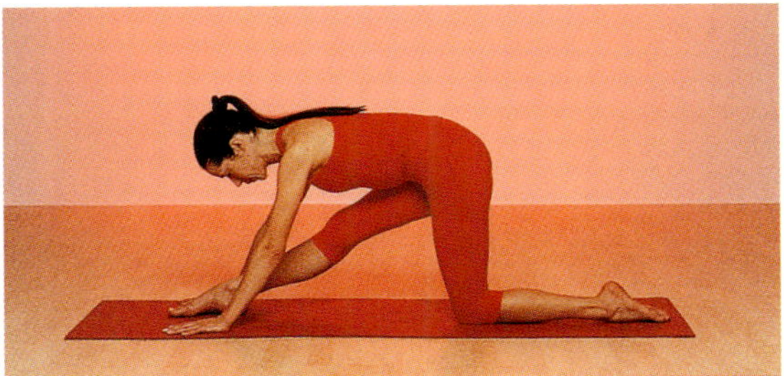

8

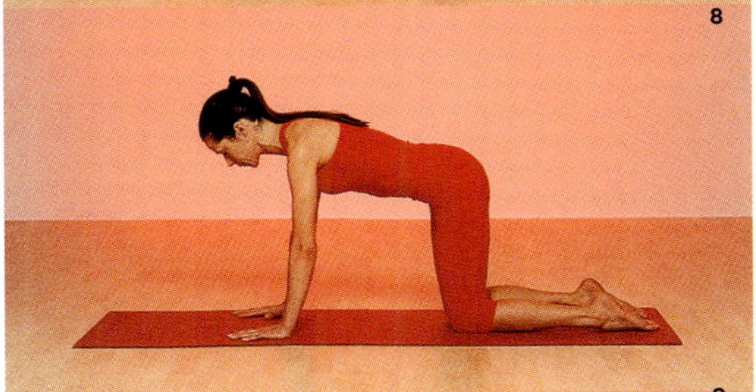

9

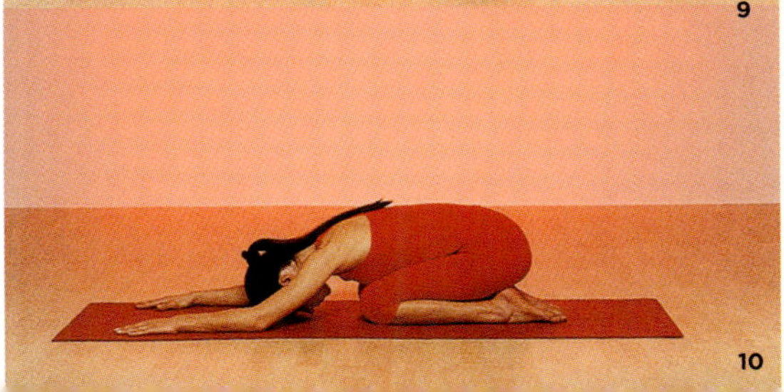

10

LE CHIEN TÊTE EN BAS

Cette posture inversée relaxante sollicite autant le haut que le bas du corps. Transférez le poids du corps selon la position, dégagez et détendez les épaules, et étirez la colonne vertébrale.

→ Vous êtes assis sur les talons, les jambes écartées de la largeur du bassin. Expirez et basculez le corps en avant. Tendez les bras en avant et écartez les doigts. 1

→ Inspirez et mettez-vous à quatre pattes. Les genoux sont dans l'alignement des hanches, les pieds sont écartés de la largeur du bassin et les mains à l'écartement des épaules. Enfoncez les paumes dans le sol et tendez les bras. 2

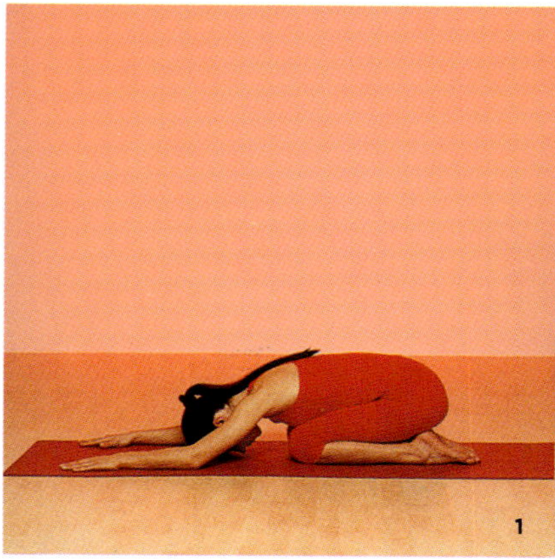

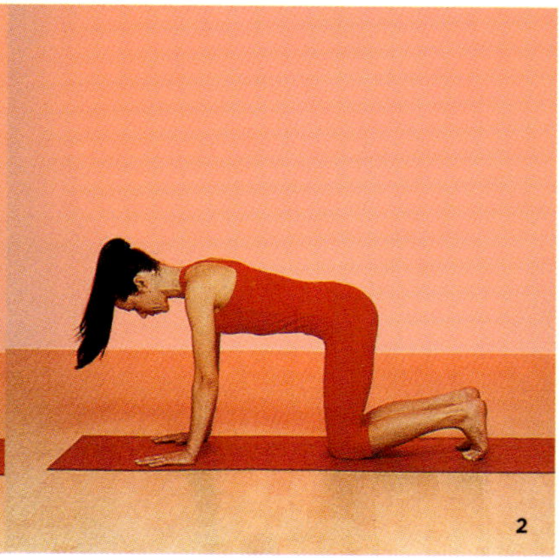

→ Expirez profondément, levez le bassin et tirez-le en arrière. En gardant les genoux fléchis, transférez le poids du corps sur les pieds afin d'étirer la colonne vertébrale. Si les épaules manquent de souplesse, avancez les mains ou reculez les pieds. 3

→ Gardez le bassin levé et en arrière. Rapprochez les omoplates afin de dégager la nuque et enfoncez les talons dans le sol pour étirer l'arrière des jambes. La respiration est calme et régulière. Ramenez les genoux au sol, expirez et revenez à la position initiale. 4

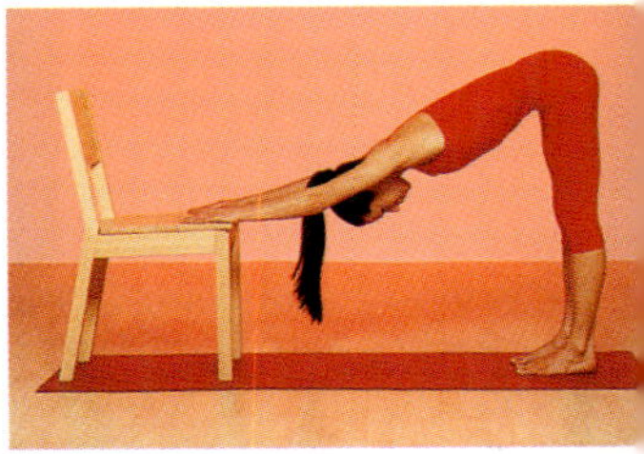

VARIANTE

Si votre tension artérielle est élevée ou si vous avez des problèmes cardiaques, un glaucome ou un décollement de rétine, posez les mains à plat sur le siège ou le dossier d'une chaise. Si vous avez des problèmes de dos, soyez vigilant et gardez les genoux fléchis pendant tout l'exercice.

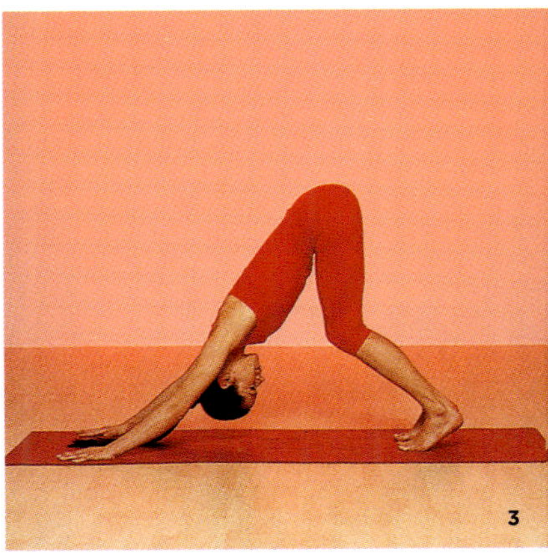

3

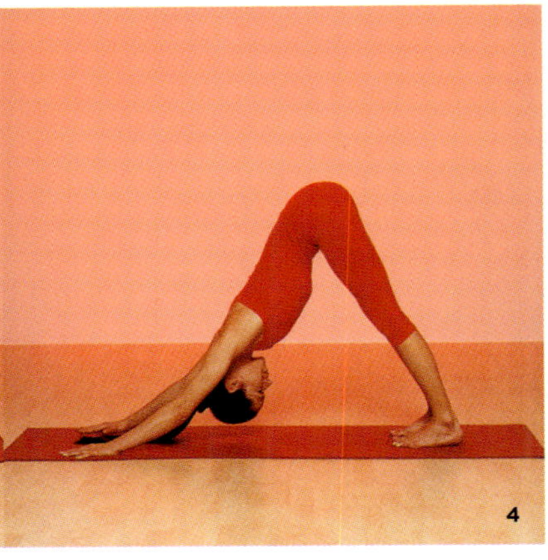

4

LE CROCODILE

Cette posture statique requiert les muscles des bras, du dos, des jambes, et les abdominaux afin de bien stabiliser le corps. Soyez concentré et imaginez que votre corps flotte au-dessus du sol.

→ Vous êtes à quatre pattes, les genoux dans l'alignement des hanches, les mains légèrement décalées en avant par rapport aux épaules et les pieds écartés de la largeur du bassin. Regardez par terre et respirez naturellement. [1]
→ Expirez, fléchissez les bras et baissez le haut du corps jusqu'à ce que la poitrine soit à quelques centimètres seulement du sol. Les coudes sont le plus près possible du corps. [2]

CONSEIL

Si vous avez un problème de surpoids, si votre tension artérielle est élevée ou si vous avez une maladie cardiaque, maintenez la posture quelques instants seulement ou optez pour sa variante (p. 49).

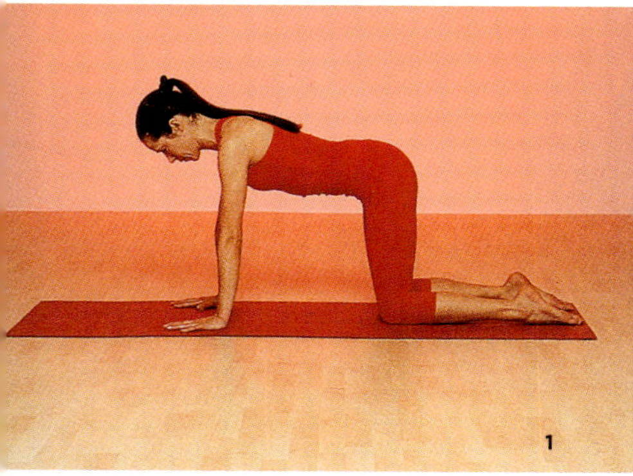
1

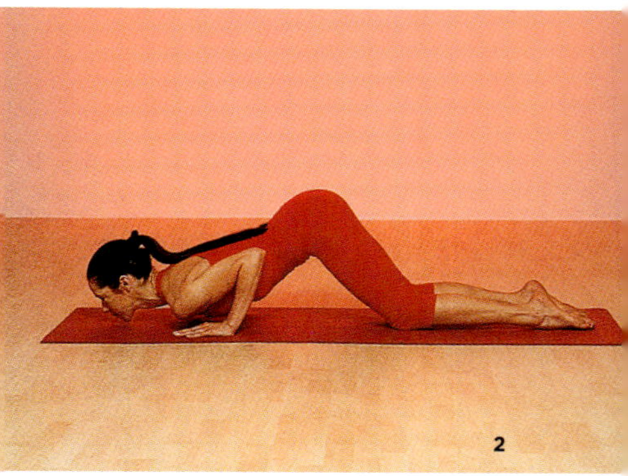
2

→ Inspirez, pliez les orteils et décollez les genoux du sol. Avancez le haut du buste jusqu'à ce que les coudes soient juste au-dessus des poignets. Rentrez le ventre afin que le corps soit parallèle au sol. Si besoin est, reculez les pieds. 3
→ Pour revenir en position initiale, expirez et posez les genoux au sol, puis baissez doucement les autres parties du corps. Croisez les bras sous la tête et reposez-vous quelques instants. Revenez à quatre pattes et répétez l'exercice. 4

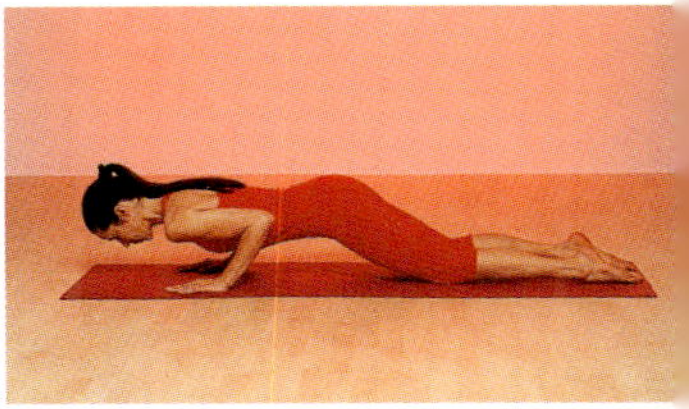

VARIANTE

Si vous ressentez des douleurs à l'étape 3, gardez les genoux au sol jusqu'à être plus performant.

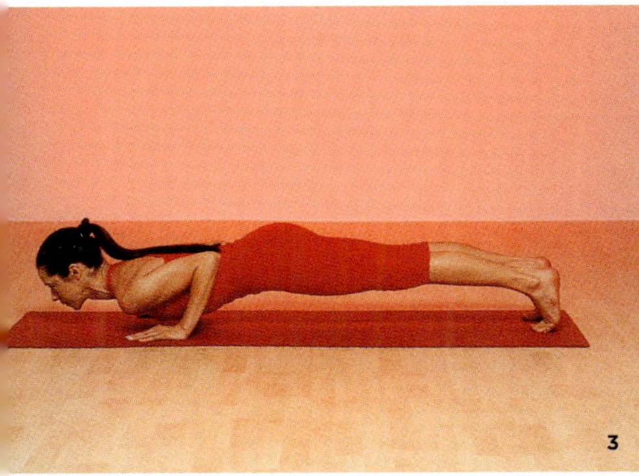

3

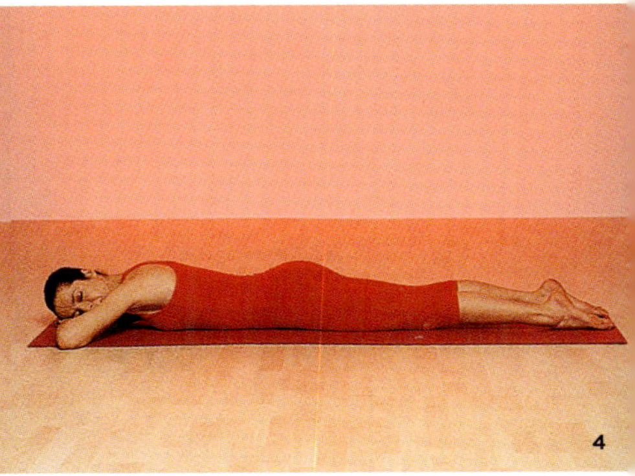

4

LE CHIEN TÊTE EN L'AIR

Cette posture stimule la face antérieure du corps, étire la colonne vertébrale et ouvre la poitrine. Privilégiez la respiration thoracique. Après l'exercice, vous vous sentirez plus dynamique.

→ Vous êtes à quatre pattes, les bras écartés de la largeur des épaules, les genoux et les pieds légèrement écartés. Les doigts sont écartés, les majeurs pointent vers l'avant. Respirez naturellement. **1**

→ Inspirez profondément, avancez et baissez le bassin. Les bras sont tendus. Regardez fixement devant vous. Les épaules sont baissées et tirées vers l'arrière. **2**

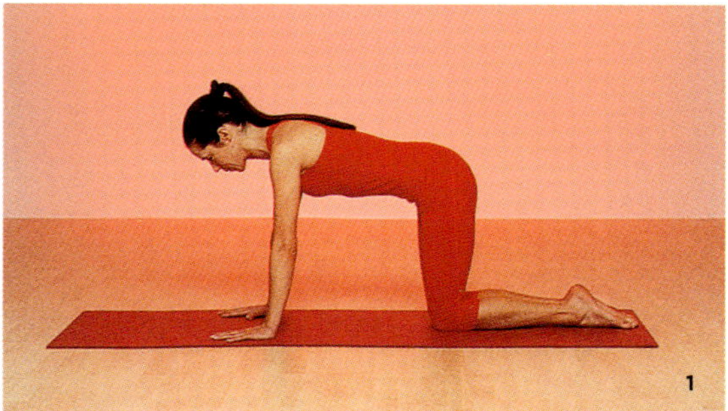

1

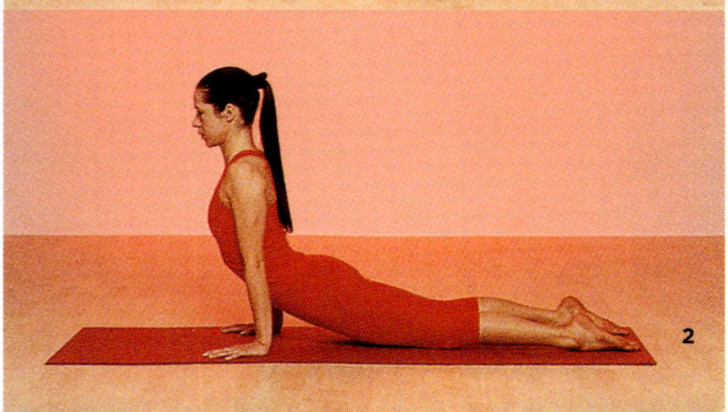

2

→ Tirez le coccyx vers le bas et inspirez. Expirez, portez la poitrine en avant et enfoncez le dessus des pieds dans le sol afin de décoller - si vous le pouvez - les jambes du sol. Regardez devant vous et respirez calmement en privilégiant la respiration thoracique. Maintenez la position pendant quelques respirations naturelles. 3

→ Pour revenir en position initiale, fléchissez les bras. Amenez les bras le long du corps. Les paumes sont tournées vers le haut et la tête sur un côté. 4

CONSEIL

Si votre tension artérielle est élevée ou si vous avez un problème cardiaque, maintenez la posture pendant quelques instants seulement.

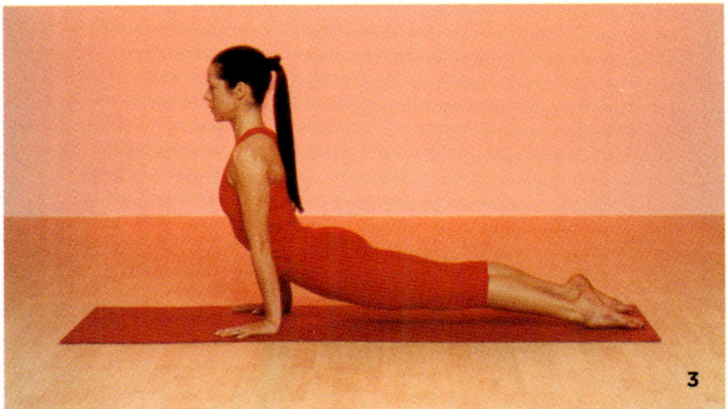

3

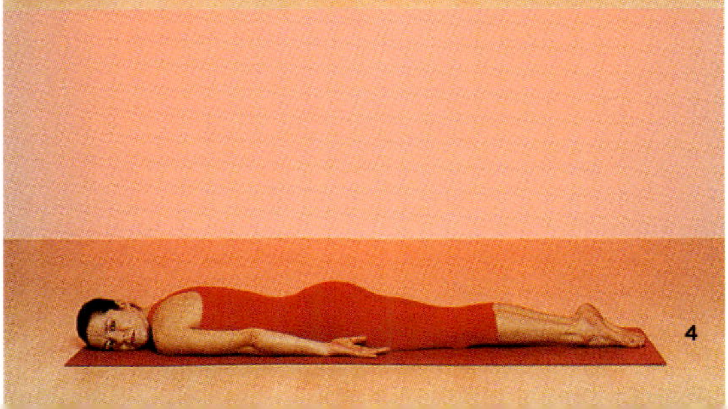

4

LA SALUTATION AU SOLEIL

Cet enchaînement dynamique apporte énergie et vitalité à tout l'organisme. Répétez d'abord l'exercice trois fois de suite, puis augmentez la cadence, mais veillez toujours à ce que ce soit un multiple de trois.

→ Vous êtes debout, le dos droit, les pieds serrés et les mains jointes sur la poitrine. Regardez fixement devant vous. Concentrez-vous et inspirez profondément. 1

→ Expirez, ouvrez les mains et ramenez les bras le long du corps. Les doigts pointent vers le sol. 2

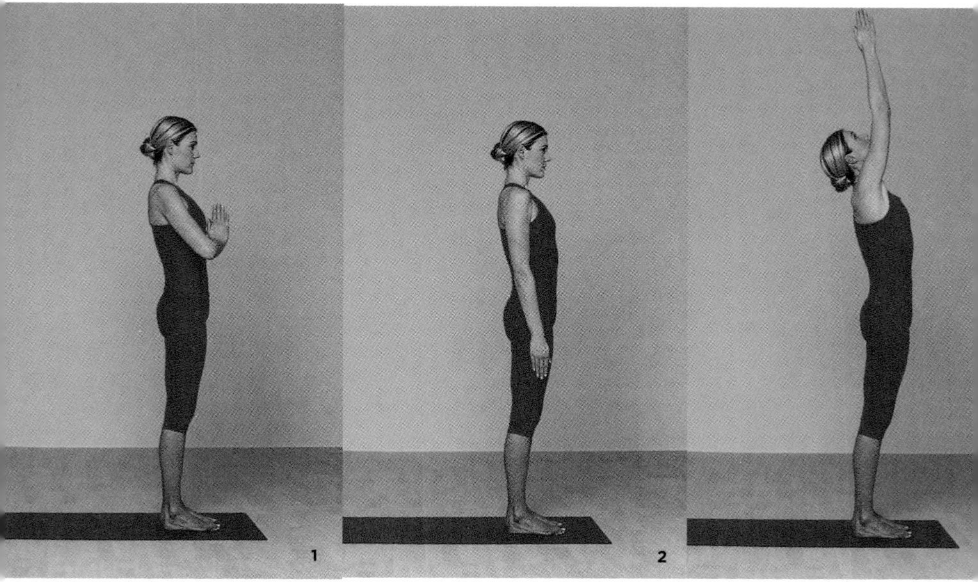

→ Inspirez, tournez les paumes vers l'extérieur et levez les bras au-dessus de la tête en dessinant un cercle. Joignez les mains et grandissez-vous en tirant légèrement le buste vers l'arrière. Regardez vos mains. 3

→ Expirez, fléchissez les genoux et penchez le buste en avant à partir des hanches pour prendre la posture de la flexion avant (p. 38). Posez les mains à plat sur le sol (ou seulement le bout des doigts). 4

→ Inspirez, tendez les jambes, étirez la colonne vertébrale et relevez le buste le plus possible en gardant les mains au sol. Regardez le sol devant vous. 5

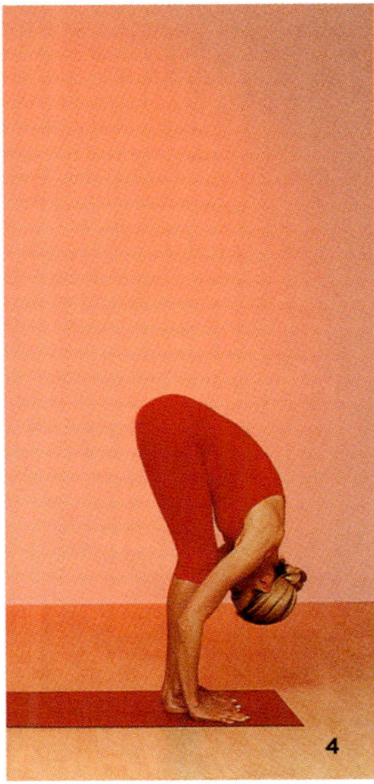

4

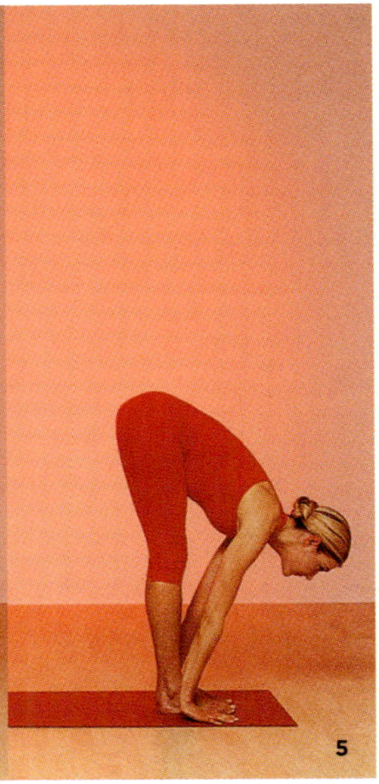

5

→ Expirez, fléchissez les genoux et tendez la jambe droite vers l'arrière sans relever la tête. Vous êtes en appui sur l'avant du pied droit. Le haut du buste repose sur la cuisse gauche. Regardez par terre. 6

→ Inspirez, redressez le haut du corps pour prendre la posture du guerrier – extension en fente pieds fixes (p. 42). Étirez la face antérieure du corps et regardez fixement devant vous. 7

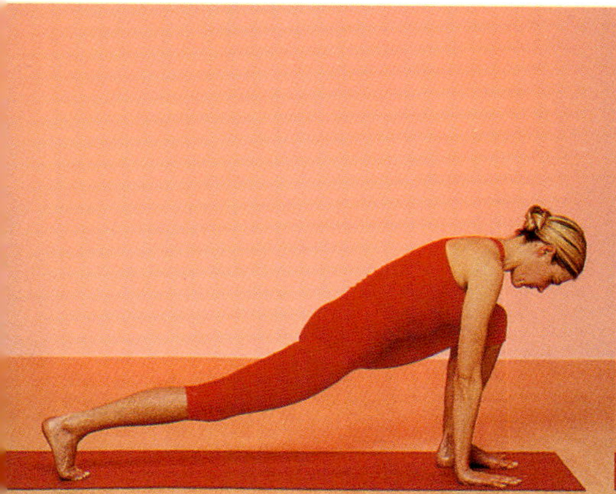

6

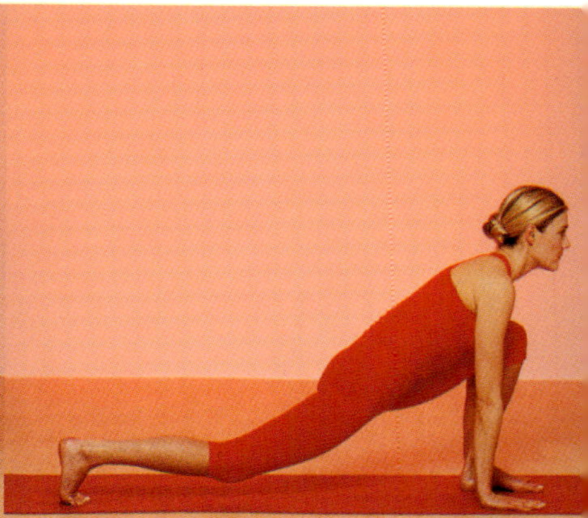

→ Expirez et amenez le pied gauche à côté du pied droit dans la posture du chien tête en bas (p. 46). Les talons sont en appui sur le sol mais ne supportent pas tout le poids du corps. Si besoin est, gardez les genoux fléchis. 8

→ Sans cesser d'expirer, abaissez le corps pour prendre la posture du crocodile (p. 48). Poussez sur les talons et rentrez le ventre (si vous n'y arrivez pas, passez directement de l'étape 8 à l'étape 10, p. 57). 9

→ Inspirez et redressez le buste pour prendre la posture du chien tête en l'air (p. 50). Tendez les pointes des pieds, redressez le buste et ouvrez la poitrine. Regardez en l'air. 10

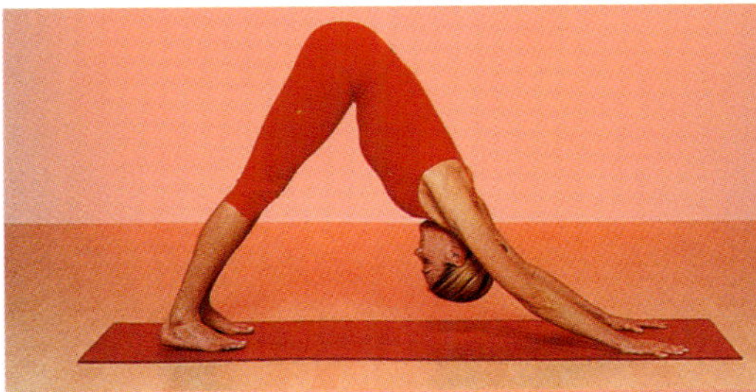

8

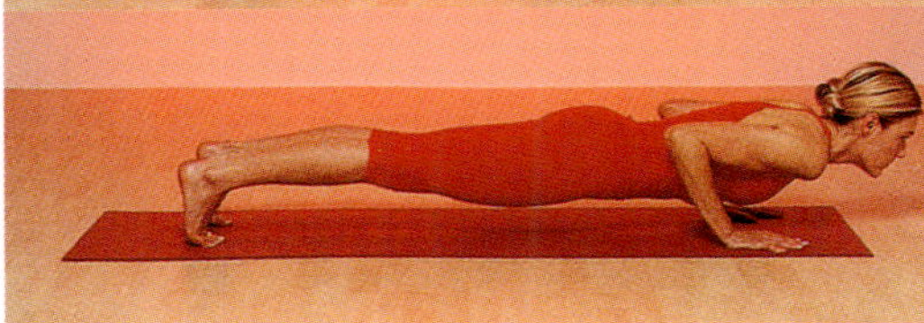

9

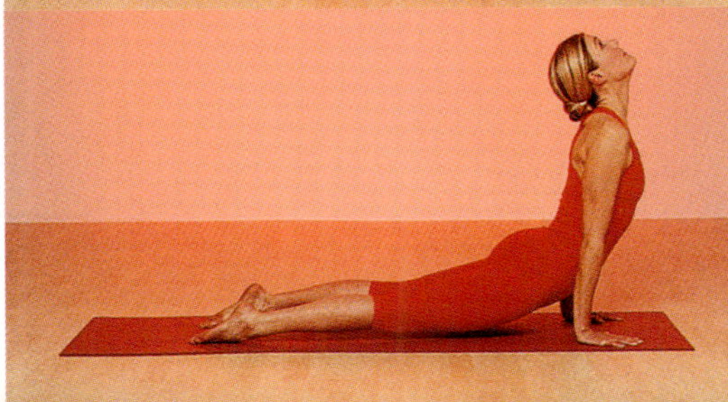

10

→ Expirez, levez et amenez le bassin vers l'arrière pour revenir à la posture du chien tête en bas. Posez les talons sur le sol. Regardez vos tibias. Maintenez la position pendant quelques respirations naturelles. 11
→ Inspirez, amenez le genou droit sous la poitrine pour revenir dans la posture du guerrier – extension en fente pieds fixes. Si vous manquez de souplesse, faites deux pas en avant et posez le bout des doigts. 12
→ Expirez et amenez le pied gauche à côté du pied droit pour repasser dans la posture de la flexion avant. Si nécessaire, fléchissez les genoux. La nuque et les épaules sont décontractées. 13

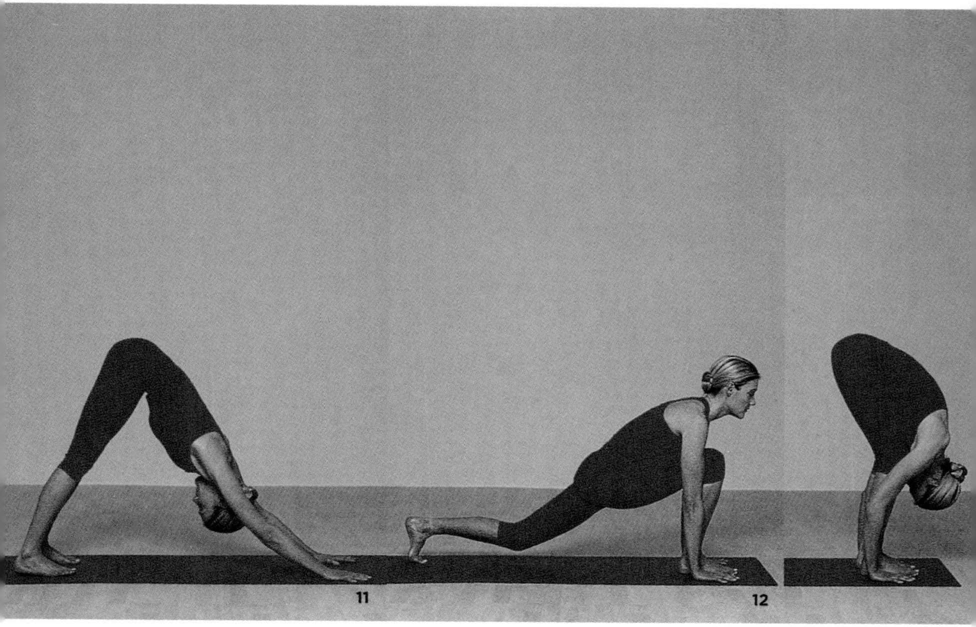
11 12

→ Inspirez et revenez en position initiale en gardant les genoux fléchis. Levez les bras sur le côté, puis au-dessus de la tête. Joignez les paumes et amenez le buste vers l'arrière. Regardez vos doigts. 14

→ Expirez, ramenez les mains sur la poitrine. Baissez la tête et regardez fixement devant vous. Répétez l'enchaînement en inversant la position des jambes à l'étape 6. 15

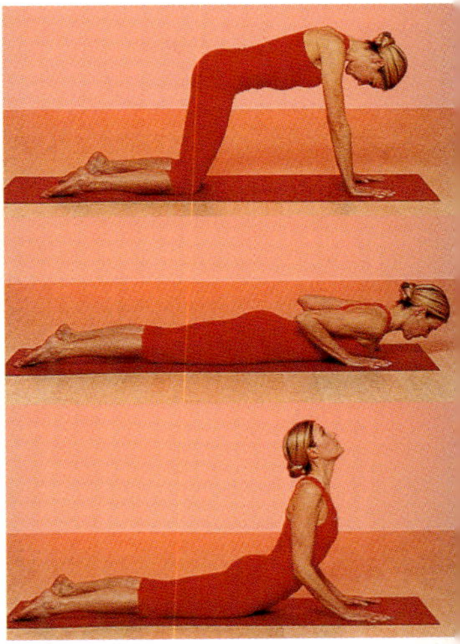

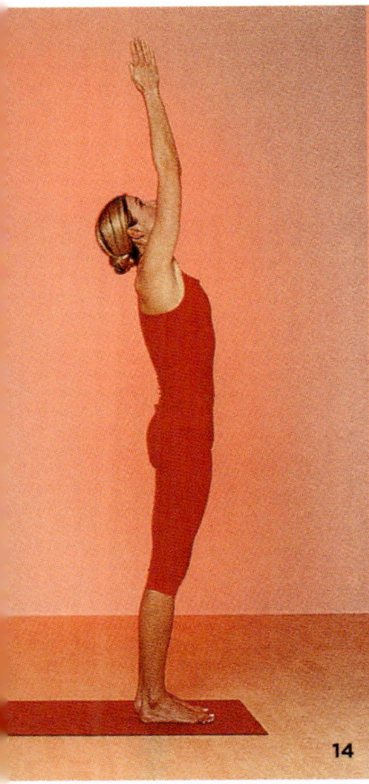

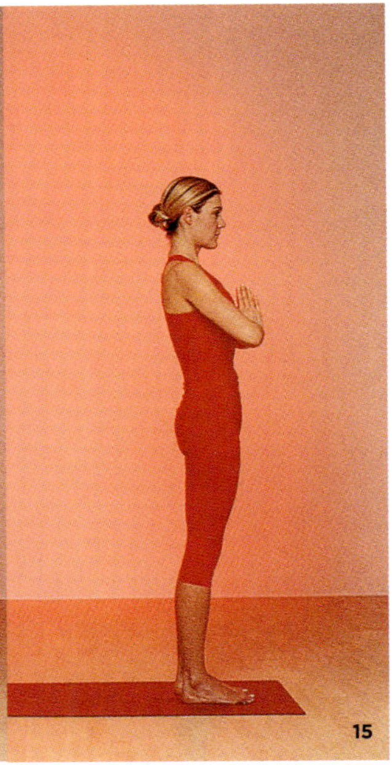

VARIANTE

Si les étapes 8 à 10 sont trop difficiles pour vous, essayez la variante suivante :

- **À partir de la posture du chien tête en bas, expirez et posez les genoux au sol. Vous êtes à quatre pattes.**
- **Sans cesser d'expirer, abaissez le corps en gardant les mains sous les épaules et les coudes collés au corps.**
- **Inspirez, levez la tête et les épaules, et redressez le buste en gardant les jambes collées au sol dans une variante de la posture du chien tête en l'air.**

LE TRIANGLE

Cette flexion latérale assouplit les articulations des hanches et ouvre la poitrine. Vous sentez l'énergie qui se propage dans tout votre corps. Ne vous inquiétez pas si la main ne touche pas le sol.

→ Vous êtes debout, les pieds écartés de 1m-1,50 m environ, les mains jointes sur la poitrine. Regardez devant vous. Inspirez et tendez les bras à l'horizontale sur les côtés à la hauteur des épaules. [1]

→ Tournez légèrement le talon gauche vers l'extérieur et pivotez la jambe droite. Tendez le bras gauche vers le sol et montez le bras droit au-dessus de la tête. Respirez naturellement. [2]

CONSEILS

- **Si vous avez des problèmes de dos, gardez le bras plus haut que la jambe.**
- **Si vous avez la nuque fragile, ne regardez pas en l'air.**

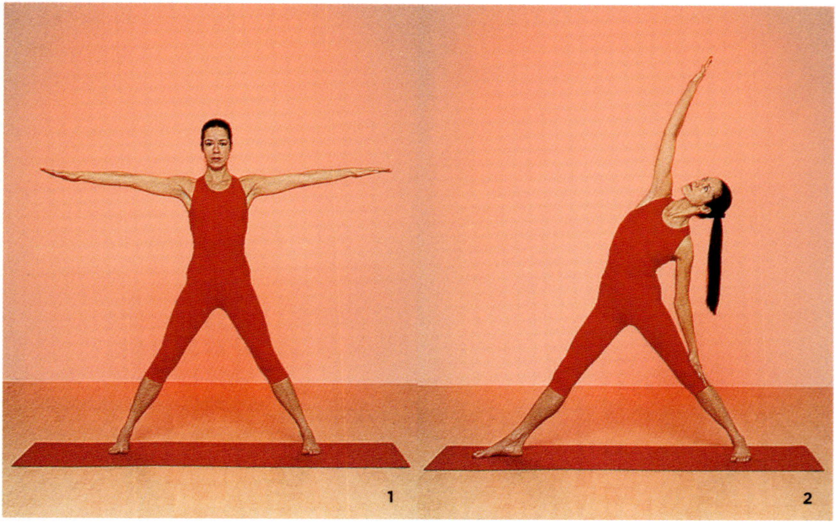

→ Expirez, tirez le haut du corps sur la droite et amenez la main gauche sur le bas du dos. Regardez l'extrémité de votre bras droit. La colonne vertébrale est étirée. La poitrine et les hanches sont bien ouvertes. 3

→ Baissez le bras droit afin que la main soit le plus près possible du sol. Tournez la tête et regardez devant vous. Levez le bras gauche à la verticale, la paume tournée vers l'avant. Regardez votre main gauche. Inspirez et revenez à la position initiale, puis répétez l'exercice de l'autre côté. 4

VARIANTE

Si vous n'arrivez pas à poser la main droite sur le sol, utilisez un support. 4

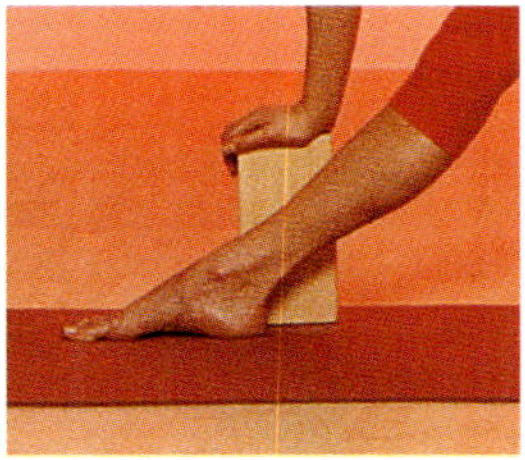

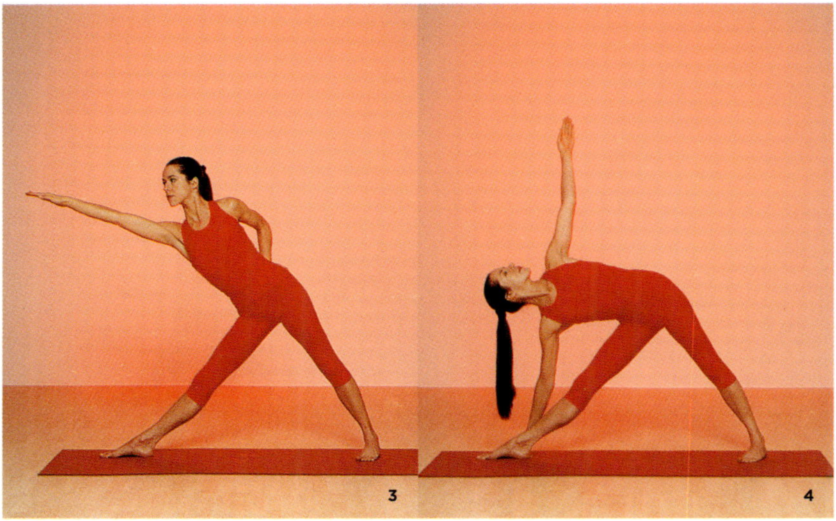

LE TRIANGLE EN FENTE LATÉRALE

Cette posture assouplit et fortifie le haut du corps, et favorise l'ouverture des hanches et de la poitrine. L'arrière des jambes est tendu, le devant du bassin, le genou et le pied sont alignés.

→ Vous êtes debout les pieds écartés de 1 m-1,50 m environ et les mains jointes sur la poitrine. Inspirez et levez les bras à l'horizontale sur les côtés à la hauteur des épaules. Les paumes sont tournées vers le sol. Tournez légèrement le talon gauche vers l'extérieur et ouvrez la jambe et le pied droits à 90°. **1**

→ Inspirez profondément, puis expirez en fléchissant le genou droit pour l'amener au-dessus du talon. Pivotez le haut du buste afin de regarder votre main droite. Le coccyx pointe vers le bas. Maintenez la position pendant deux respirations naturelles. **2**

CONSEILS

- **Si vous avez la nuque fragile, regardez devant vous.**
- **Si votre tension artérielle est élevée, gardez l'avant-bras sur la cuisse.**

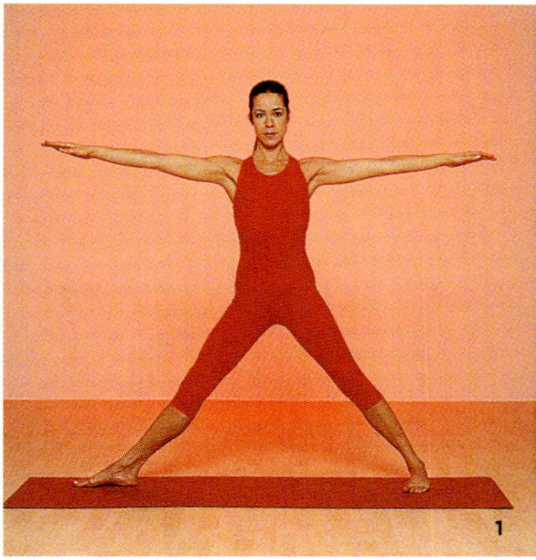

1

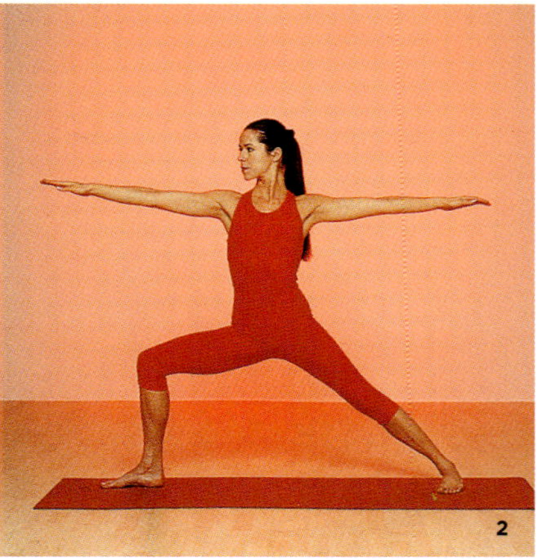

2

→ Expirez et inclinez-vous sur la droite en amenant l'avant-bras droit sur la cuisse droite. Posez la paume de la main gauche sur le coccyx. Ouvrez la poitrine et enfoncez les bords externes des pieds dans le sol. Regardez votre genou droit. 3
→ Tendez le bras gauche au-dessus de la tête et étirez tout le côté gauche (des orteils jusqu'au bout des doigts). Regardez votre bras gauche.
Si vous êtes suffisamment souple et si vous n'avez pas de problèmes de dos, posez la main droite sur le sol devant le pied droit. Inspirez, redressez-vous et répétez le mouvement de l'autre côté. 4

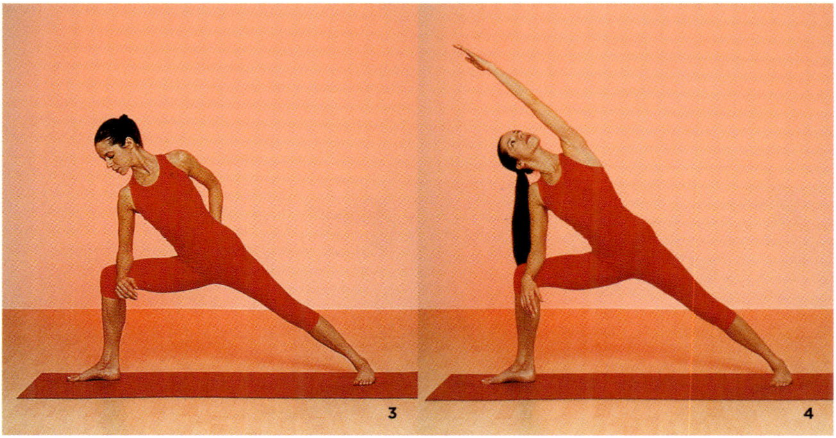
3 4

L'ÉTIREMENT DU COUREUR

Cette posture sollicite tout particulièrement les ischio-jambiers et les muscles du mollet de la jambe sur laquelle repose le poids du corps. Elle masse et tonifie les organes digestifs.

→ Vous êtes à quatre pattes, les mains écartées de la largeur des épaules. Les doigts sont écartés et pointent vers l'avant. Avancez la jambe droite et posez le pied entre les mains. Le genou est au-dessus du talon. Regardez par terre. 1
→ Étirez le haut du corps vers l'avant au-dessus de la cuisse droite. Repliez les orteils du pied gauche et en inspirant, décollez le genou gauche du sol. Les paumes sont toujours à plat sur le sol. 2

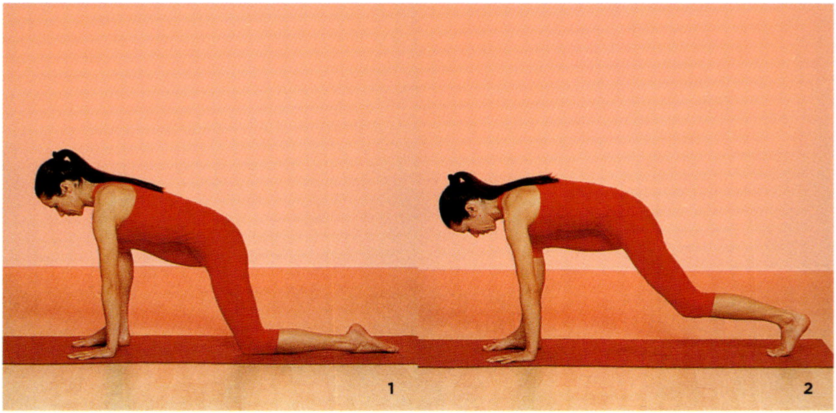

→ Expirez et tirez les ischions vers le haut et l'arrière afin d'étirer au maximum l'arrière de la jambe droite. Le genou gauche reste fléchi. 3
→ Étirez le haut du corps. Le dos est décontracté. Tendez la jambe droite, puis tendez la jambe gauche. Répétez le mouvement en changeant de côté. 4

VARIANTE

Si l'étirement est trop intense, si votre tension artérielle est élevée ou si vous avez des problèmes de dos, une maladie cardiaque, un glaucome ou un décollement de rétine, prenez appui sur une chaise pour réaliser la flexion avant.

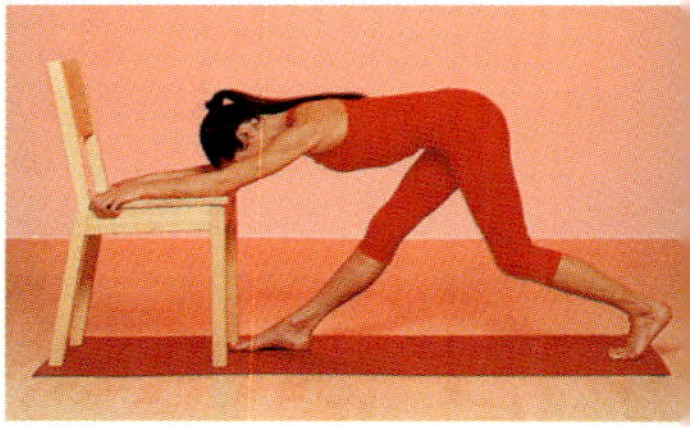

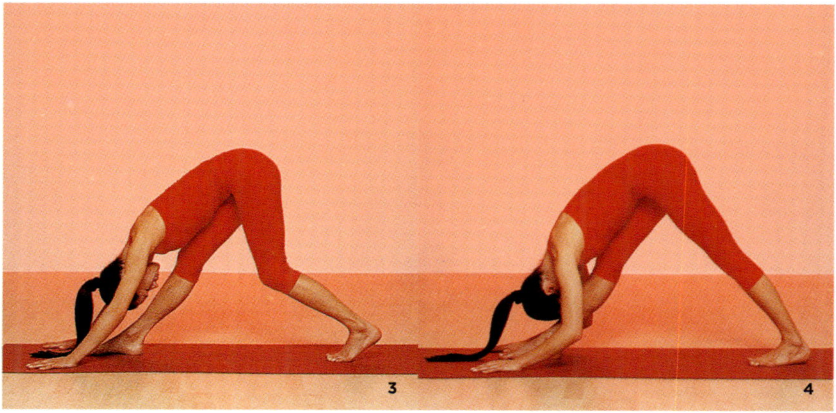

3

4

LA TORSION DU BUSTE AVEC FENTE

Cette posture qui stimule la colonne vertébrale et étire les bras soulage les maux de dos et assouplit les épaules. Concentrez-vous sur la respiration qui doit être calme et régulière et ouvrez grand la poitrine.

→ Vous êtes à quatre pattes, les bras écartés de la largeur des épaules. Les doigts sont écartés. Les majeurs pointent vers l'avant. Regardez par terre. **1**
→ Avancez la jambe droite et posez le pied entre les mains. Le genou est au-dessus de la cheville. Étirez le haut du corps. **2**

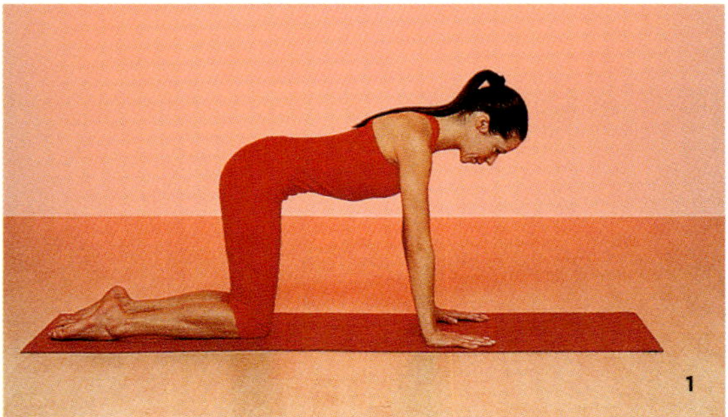

1

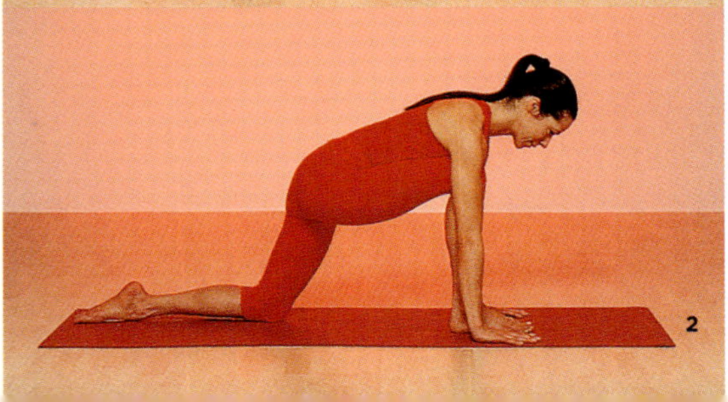

2

→ Inspirez et levez le bras droit sur le côté à l'horizontale, puis à la verticale. Tournez la tête et regardez votre main droite. Enfoncez la main gauche dans le sol, étirez le bras droit au maximum et ouvrez la poitrine. 3
→ Baissez le bras droit, posez la main sur le sol et étirez l'arrière de la jambe droite puis repassez à quatre pattes. Répétez le mouvement en changeant de côté. 4

CONSEILS

• Si vous avez des problèmes de dos ou une hernie, soyez particulièrement vigilant au moment de la torsion.
• Si vous avez la nuque fragile, ne regardez pas en l'air à l'étape 3.

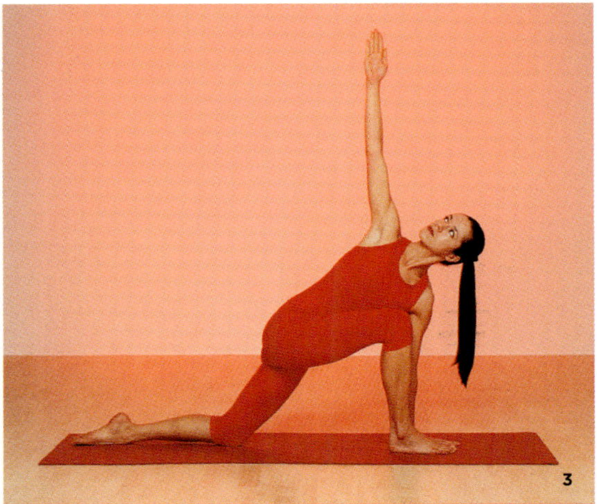

3

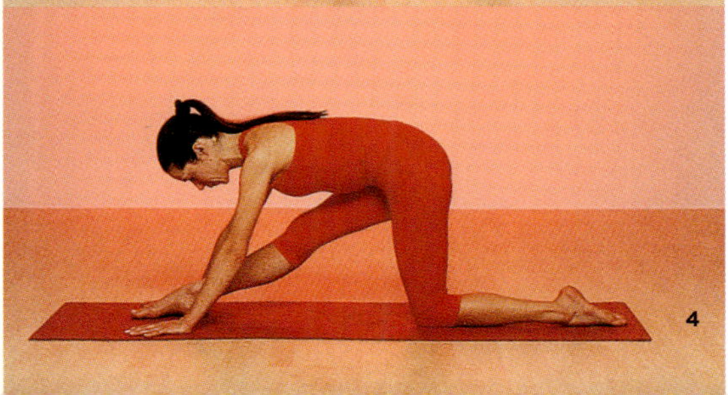

4

LA FLEXION AVANT JAMBES ÉCARTÉES

Cette posture, qui inverse les effets de l'attraction terrestre sur le haut du corps, tonifie l'arrière des jambes et l'inférieur des cuisses, soulage les tensions du dos et apaise l'esprit.

→ Vous êtes debout, les pieds écartés de 1 m-1,50 m environ, les mains sur les hanches et les pieds parallèles. Regardez fixement devant vous. Contractez les muscles de la face antérieure des cuisses et levez le sternum. Inspirez. 1

→ Expirez et penchez-vous en avant à partir des hanches en étirant la colonne vertébrale. Si vous avez mal au dos, fléchissez les genoux avant de vous incliner. Regardez par terre. 2

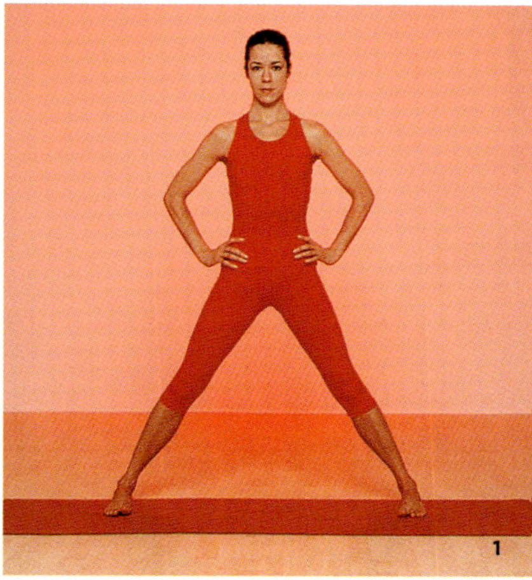
1

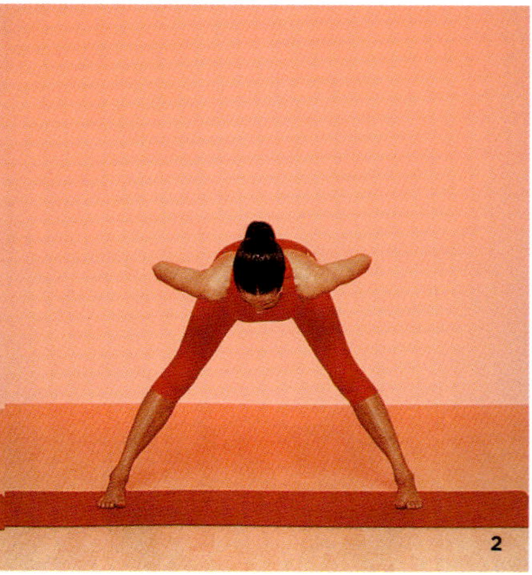
2

→ Sans cesser d'expirer, posez les mains sur le sol en gardant les bras dans l'alignement des épaules. Inspirez et enfoncez les mains dans le sol afin d'étirer au maximum les bras et le dos. 3
→ Fléchissez les bras et laissez la tête plonger vers le sol. Respirez calmement. Sous l'effet de l'attraction terrestre, la colonne vertébrale s'étire peu à peu. Pour revenir en position initiale, expirez et relevez le buste à partir des hanches. Levez la tête en dernier. 4

CONSEILS

• Si vous avez des problèmes de dos, gardez les genoux fléchis et/ou appuyez-vous sur une chaise.
• Si votre tension artérielle est élevée, faites une demi-flexion avant en prenant appui sur une chaise.

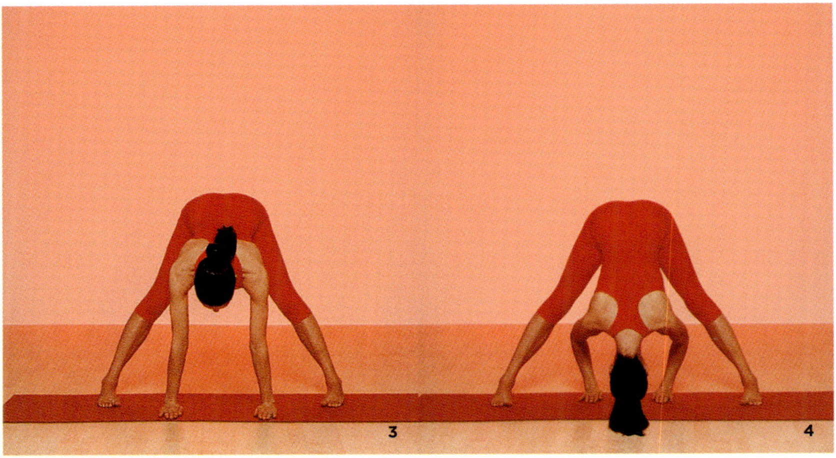
3 4

ENCHAÎNEMENT DE FLEXIONS LATÉRALES

Cet enchaînement dynamique vous détend, vous aide à vous concentrer et vous redonne de l'énergie. À chaque étape, inspirez et expirez trois fois de suite afin que l'énergie circule dans le corps.

→ Vous êtes debout, les pieds joints et les mains jointes sur la poitrine. Grandissez-vous, concentrez-vous, respirez calmement et poussez doucement le bas des paumes l'un contre l'autre. 1
→ Écartez vos pieds de 1 m-1,50 m environ. Levez les bras à l'horizontale sur les côtés à hauteur des épaules. Les paumes sont tournées vers le bas. Les épaules sont décontractées. 2

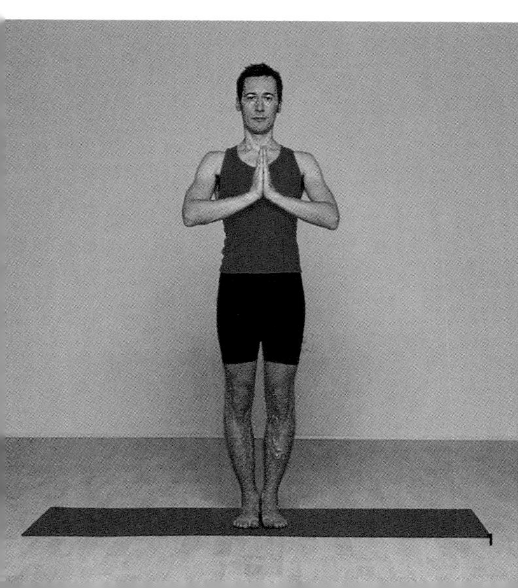

1

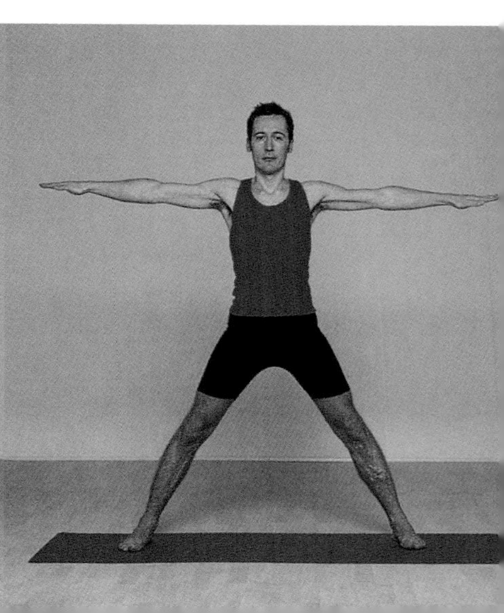

→ Tournez le talon gauche vers l'extérieur et pivotez la jambe droite. Inspirez, levez le bras droit et inclinez le buste sur la gauche en étirant au maximum tout le côté droit. Laissez le bras gauche glisser sur la jambe gauche. 3

→ Expirez, ramenez le bras droit à l'horizontale, étirez le buste sur la droite et posez la main gauche sur le bas du dos. Tout le buste est étiré. Regardez votre main droite. 4

→ Posez la main droite le plus près possible de la cheville droite. Appuyez doucement la main gauche dans le bas du dos afin d'ouvrir la poitrine. Les hanches sont ouvertes au maximum. Étirez la colonne vertébrale en tirant le haut de la tête sur la droite. Regardez devant vous. 5

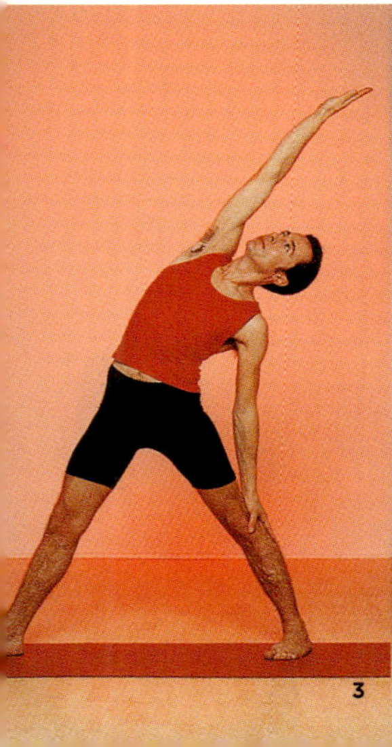
3

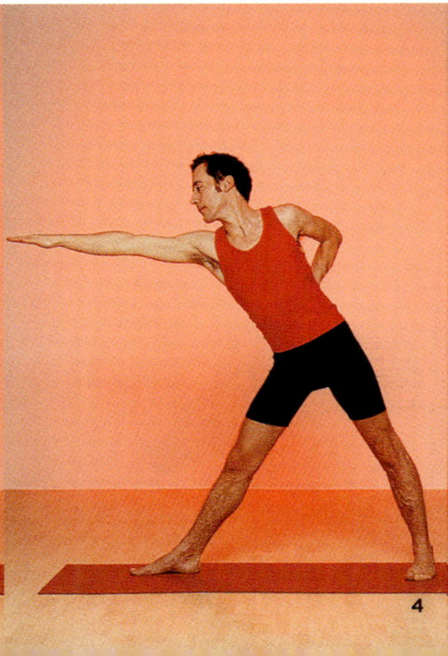
4

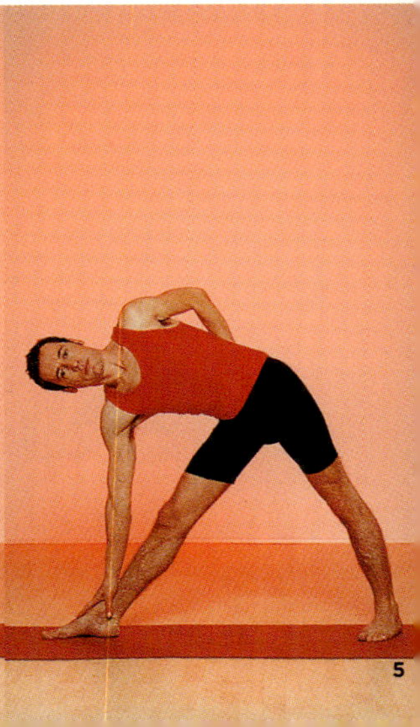
5

→ Expirez, fléchissez le genou droit afin de l'amener au-dessus du talon et posez l'avant-bras droit sur la cuisse droite. Levez le bras gauche au-dessus de la tête. Les hanches sont ouvertes. Tournez la tête et regardez votre bras gauche. 6

→ Expirez, baissez le bras gauche et posez les mains de chaque côté du pied droit. En même temps, pivotez la plante du pied gauche pour prendre la posture du guerrier – extension en fente pieds fixes (p. 42). 7

→ Avancez le pied gauche pour prendre la posture de l'étirement du coureur (p. 62). En gardant le genou gauche fléchi, étirez au maximum l'arrière de la jambe droite et penchez-vous en avant afin d'étirer le haut du corps. Visualisez les ischions qui pointent vers le haut et l'arrière. Le dos est décontracté et les mains sont toujours collées au sol. 8

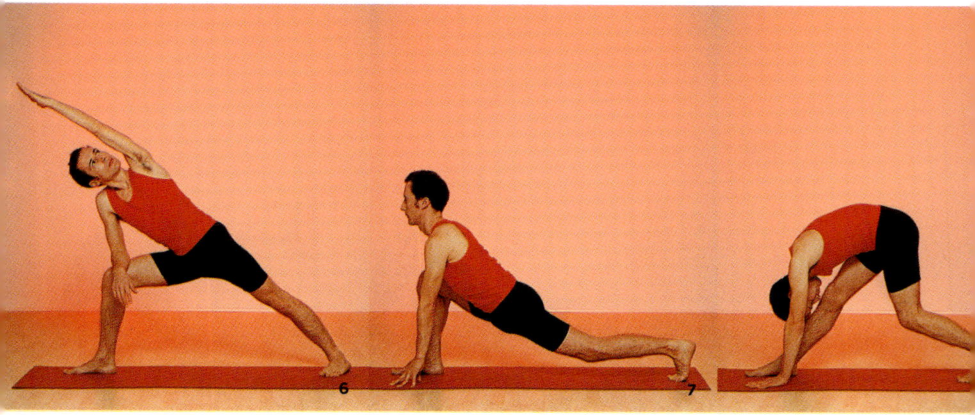

6

7

→ Fléchissez à nouveau le genou droit et posez le genou gauche au sol. Le pied gauche est tendu. Inspirez et levez le bras droit à la verticale. Ouvrez la poitrine. Regardez votre main droite. 9

→ Expirez et posez la main droite sur le sol. Prenez à nouveau appui sur les orteils du pied gauche et revenez à la posture de l'étirement du coureur. Les ischions sont tirés vers le haut et l'arrière. Le haut du corps est décontracté. 10

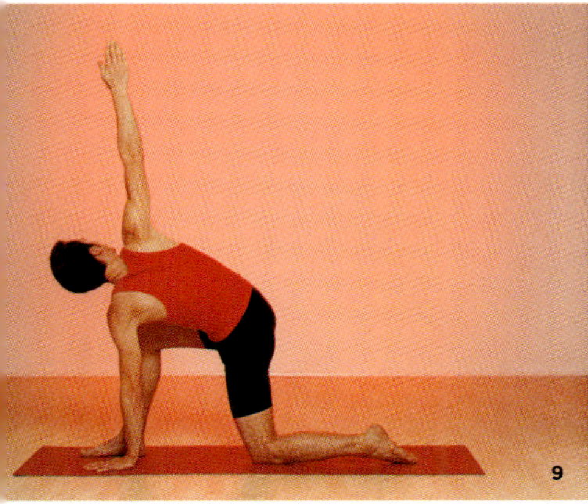

9

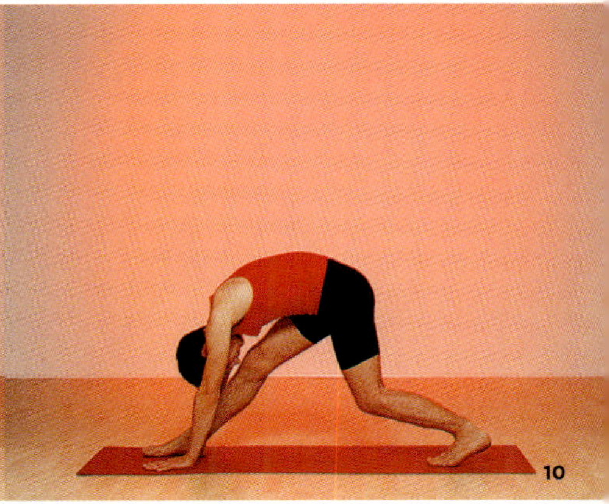

10

→ En fléchissant le genou droit, déplacez vos mains sans les décoller du sol et pivotez les pieds afin de prendre la posture de la flexion avant jambes écartées (p. 66). Le dos est étiré et décontracté. Les doigts sont écartés. 11

→ Fléchissez les genoux et posez les mains sur les hanches. Inspirez et, sans contracter les muscles du dos, redressez le buste en déroulant les vertèbres les unes après les autres. Relevez la tête en dernier, puis tendez les jambes. 12

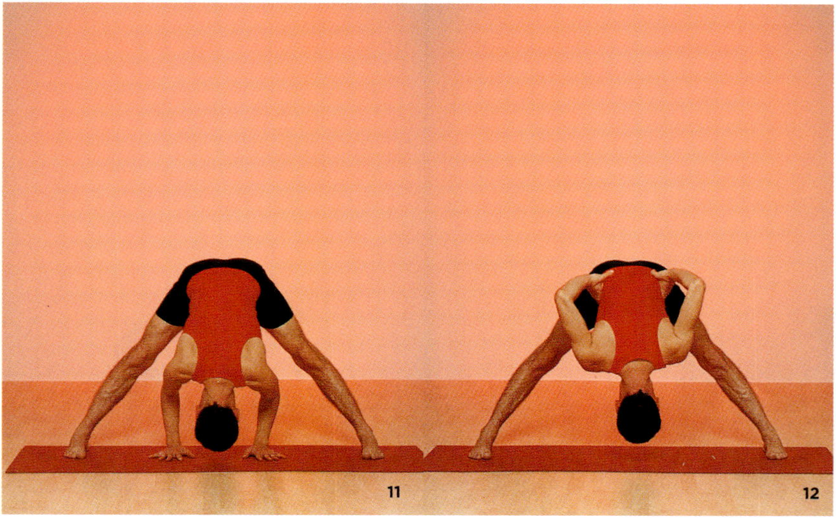

11

12

→ Enfoncez les bords externes des pieds dans le sol et pivotez les fémurs vers l'extérieur. Ouvrez les coudes, projetez la poitrine vers le haut et écartez au maximum les épaules. Regardez fixement devant vous. Maintenez la posture pendant deux respirations naturelles. 13

→ Resserrez les pieds et joignez les mains sur la poitrine. Répétez tout l'enchaînement en changeant de côté. Puis revenez dans la position de départ, fermez les yeux. Votre esprit est apaisé et l'énergie circule dans tout votre corps. 14

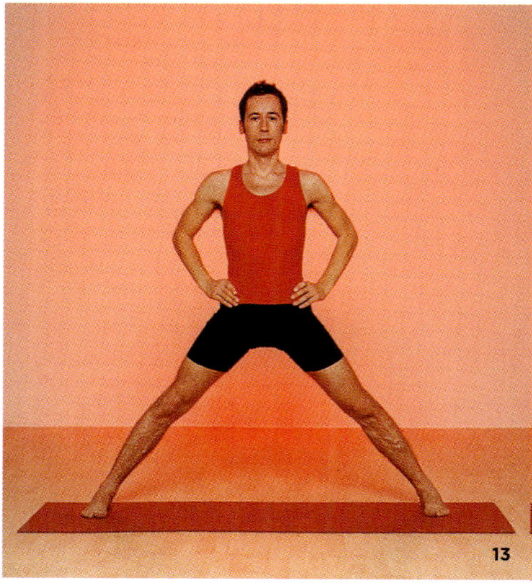

13

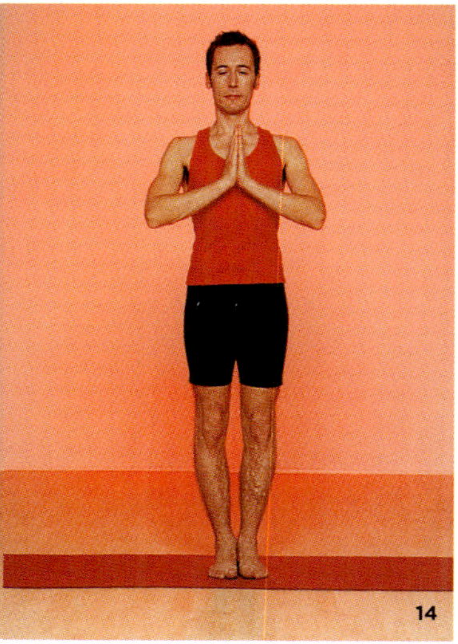

14

L'ENFANT

Cette posture étire doucement la colonne vertébrale, détend les muscles du dos, favorise la concentration et vous aide à prendre conscience et à contrôler votre respiration.

→ Vous êtes assis sur les talons. Regardez fixement devant vous. Mettez les bras derrière le dos et prenez votre poignet gauche dans votre main droite. Grandissez-vous. Inspirez. 1
→ Expirez, penchez-vous en avant à partir des hanches et posez le front sur le sol (si besoin est, utilisez un support). 2

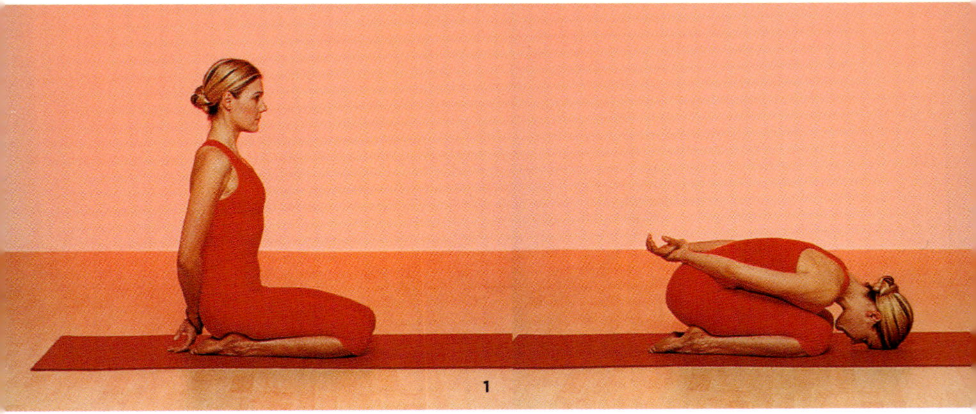

1

→ Posez les bras sur le sol le long du corps ou, comme sur la photographie ci-dessous, de chaque côté de la tête. Maintenez la position en vous concentrant sur votre respiration qui doit être calme et régulière. Vous pouvez faire l'exercice de façon plus dynamique (étapes 1 et 2) cinq à dix fois de suite. 3

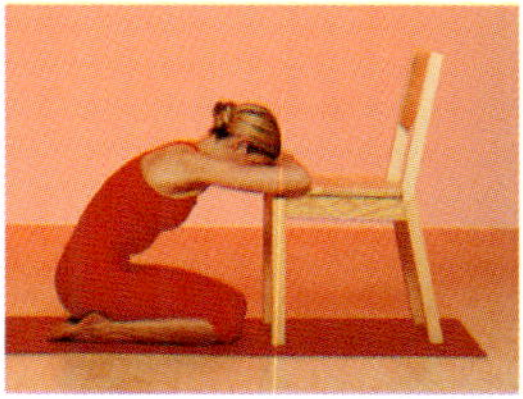

VARIANTE

Si votre tension artérielle est élevée, ou si vous avez des problèmes de dos, ne posez pas la tête au sol, mais utilisez une chaise. Croisez les bras sur le siège et posez la tête dessus.

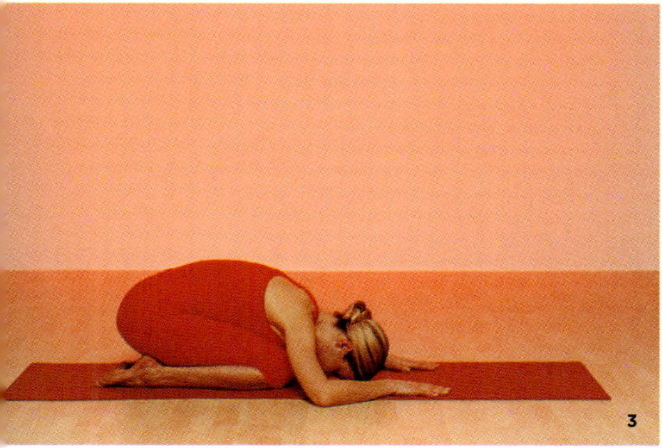

3

LE LIÈVRE

À l'instar de la posture de l'enfant, la posture du lièvre est reconstituante. Elle étire la colonne vertébrale et assouplit les épaules. Essayez d'étirer au maximum la colonne vertébrale et de détendre les épaules.

→ Vous êtes assis sur les talons, le dos droit, les mains posées à plat sur le tapis de chaque côté du corps. Les doigts pointent vers l'avant. Grandissez-vous et regardez fixement devant vous. 1
→ Inspirez et levez les bras à l'horizontale sur le côté, puis au-dessus de la tête. Expirez et baissez-les, puis inspirez et levez-les à nouveau. 2

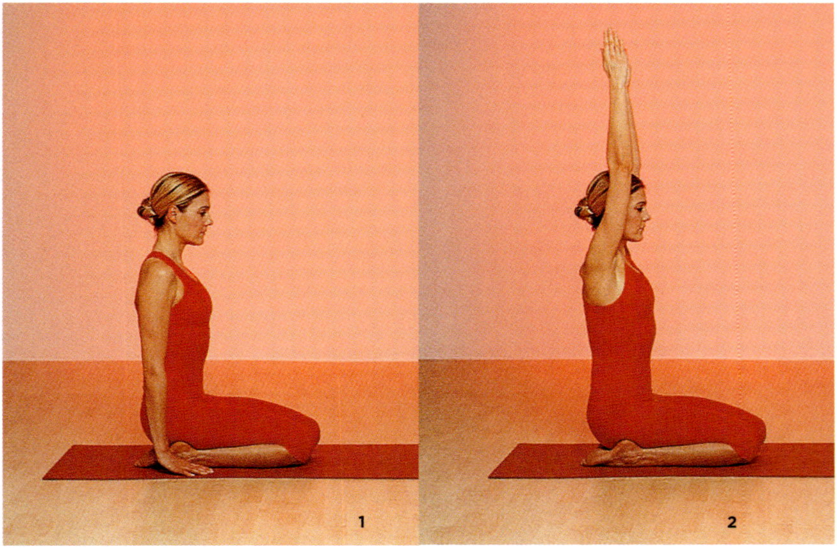

→ Expirez et baissez les bras pour vous mettre à quatre pattes. Les bras sont écartés de la largeur des épaules et les genoux dans l'alignement des hanches. 3
→ Expirez et, sans bouger les mains, tirez le bassin vers l'arrière et asseyez-vous sur les talons. Avancez les mains afin que le dos et les épaules soient étirés au maximum. Respirez doucement et profondément. Relâchez les bras, inspirez et revenez à la position initiale. 4

CONSEIL

Si vous avez des problèmes de dos, un glaucome ou un décollement de rétine, utilisez une chaise au moment de l'étirement en avant.

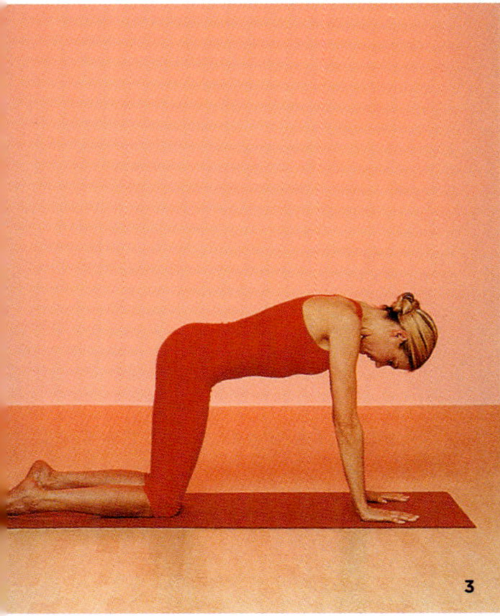
3

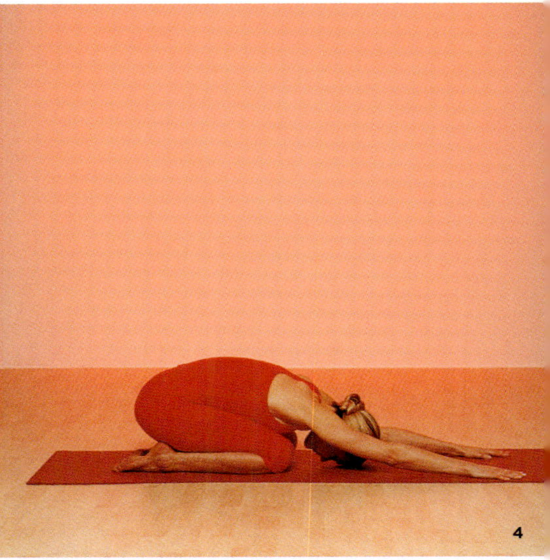
4

LE CHAMEAU

Cette flexion arrière très dynamique tonifie le haut du corps. Amenez le buste vers l'arrière en étirant la face antérieure du corps et pointez le coccyx vers le bas.

→ Vous êtes à genoux, le dos droit et les jambes écartées de la largeur du bassin. Les mains sont sur les cuisses, le coccyx pointe vers le bas et les abdominaux sont contractés. Ouvrez la poitrine. [1]
→ Posez les mains sur les hanches. Inspirez, bombez le torse et tirez les coudes vers l'arrière. Regardez en l'air. Expirez et maintenez la position en respirant calmement et régulièrement. [2]

CONSEIL

Si vous avez des problèmes de dos, une hernie ou si vous venez de subir une intervention chirurgicale de l'abdomen, soyez particulièrement vigilant aux étapes 3 et 4.

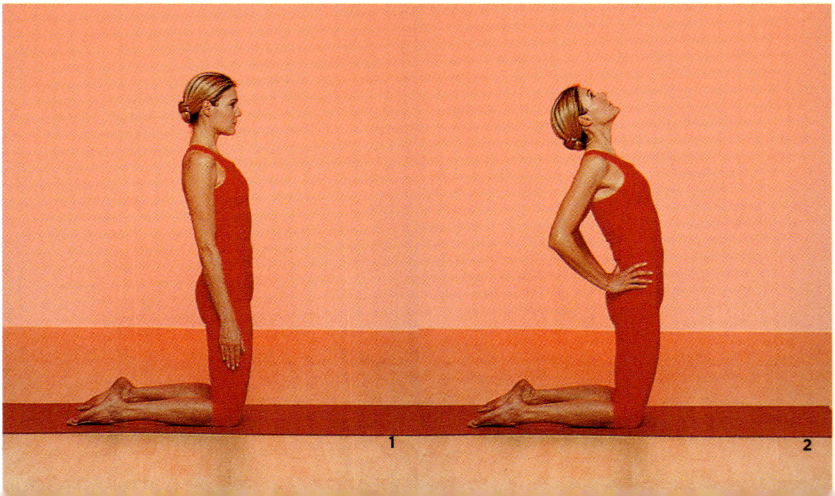

→ Inspirez, levez le bras droit au-dessus de la tête en dessinant un cercle de l'arrière vers l'avant. Expirez et redescendez-le en dessinant à nouveau un cercle. Répétez le mouvement avec le bras gauche. 3
→ En gardant les cuisses perpendiculaires au sol, étirez la face antérieure du corps et penchez-vous en arrière pour toucher les talons avec les deux mains. Maintenez la position pendant trois à cinq respirations naturelles. 4

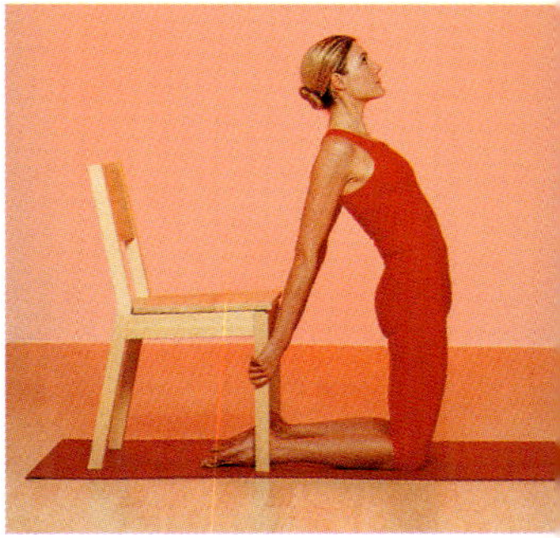

VARIANTE

Si vous n'êtes pas suffisamment souple pour poser les mains sur les talons, placez une chaise au-dessus de vos pieds. Inclinez le buste vers l'arrière jusqu'à ce que vous attrapiez les pieds de la chaise.

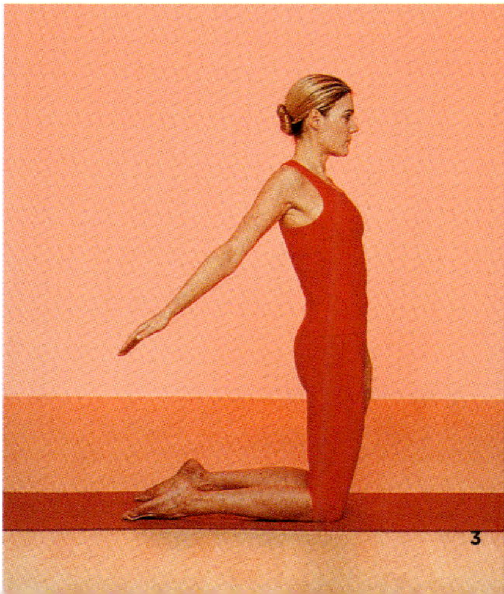

3

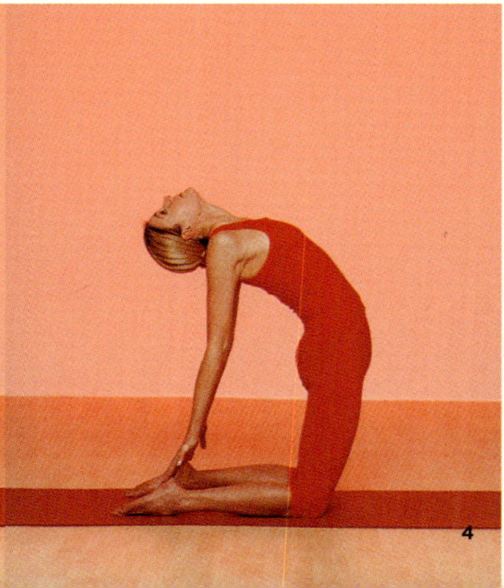

4

LA CHANDELLE EN APPUI CONTRE UN MUR

Cette posture revigorante inverse les effets de l'attraction terrestre sur le corps et favorise l'irrigation du cerveau. Si vous avez la nuque fragile, pliez une couverture et glissez-la sous les épaules (p. 84).

→ Vous êtes assis, le dos droit, la hanche gauche contre le mur et les genoux fléchis. Respirez calmement et concentrez-vous. 1

→ Pivotez en vous aidant des mains, allongez le dos sur le sol, collez les fesses contre le mur et levez les jambes. 2

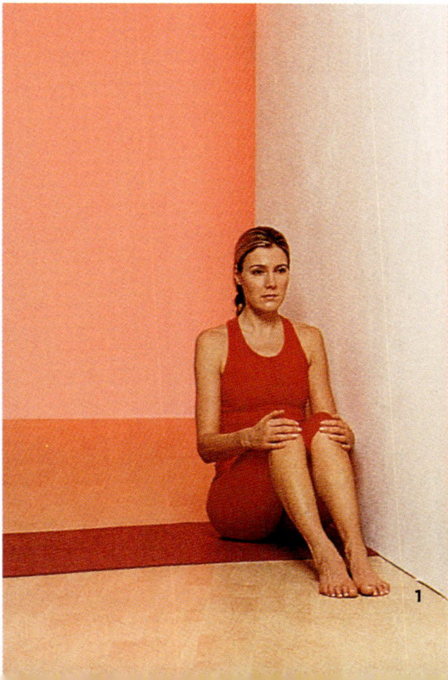

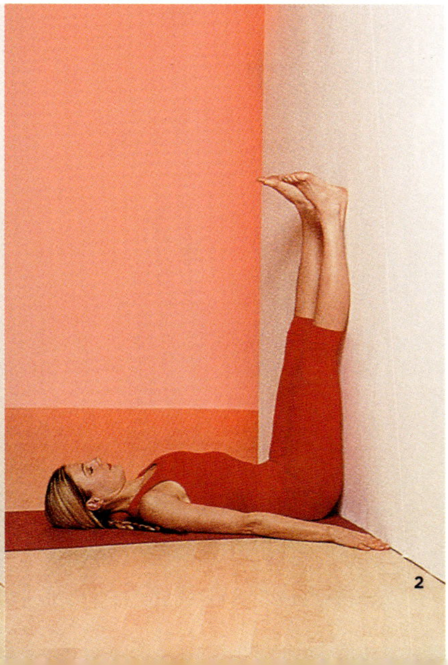

→ Fléchissez les genoux et posez les pieds à plat sur le mur. Inspirez et poussez sur les plantes des pieds afin de décoller les fesses du sol. Soutenez le bas du dos avec les mains. 3

→ Continuez à pousser contre le mur afin d'étirer la face antérieure du corps jusqu'à ce que le dos et les cuisses soient perpendiculaires au sol. Si vous avez mal à la nuque, revenez en position initiale. 4

→ Respirez régulièrement et tendez la jambe gauche à la verticale au-dessus du buste. Le pied est tendu. Reposez le pied gauche contre le mur et tendez la jambe droite. 5

CONSEIL

Si vous avez un problème de surpoids, si vous avez vos règles, si votre nuque est fragile, si vous souffrez d'une maladie cardiaque ou si votre tension artérielle est élevée, arrêtez-vous à l'étape 2.

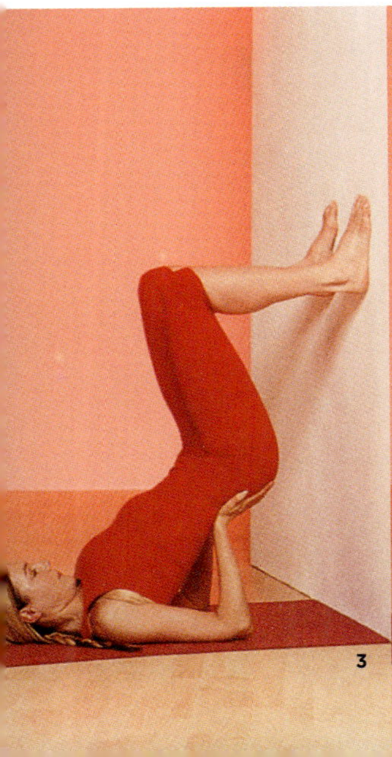

3

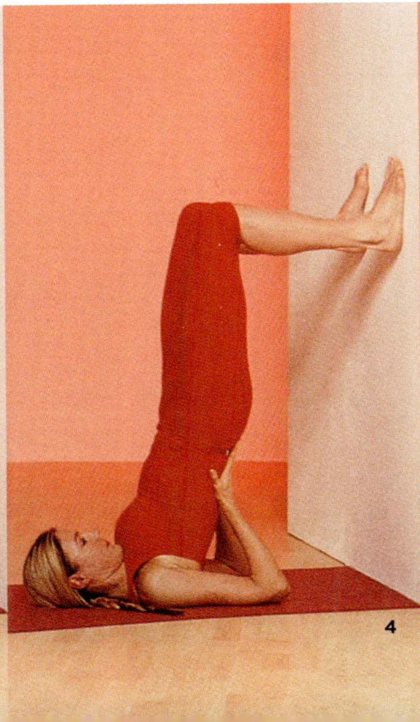

4

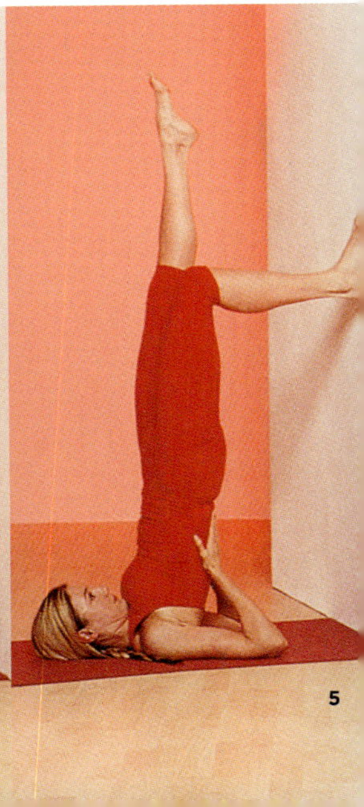

5

→ Tendez la jambe gauche à la verticale puis la jambe droite pour prendre la posture de la chandelle. Rapprochez les mains le plus possible des épaules afin que le corps soit en parfait équilibre. Maintenez la position une trentaine de secondes dans un premier temps, puis, au fil des jours, de plus en plus longtemps. Respirez naturellement. Le corps est droit et les pieds sont tendus. 6

→ Pour revenir en position initiale, fléchissez le genou gauche et posez la plante du pied sur le mur. Étirez la colonne vertébrale et gardez les mains sur le bas du dos. 7

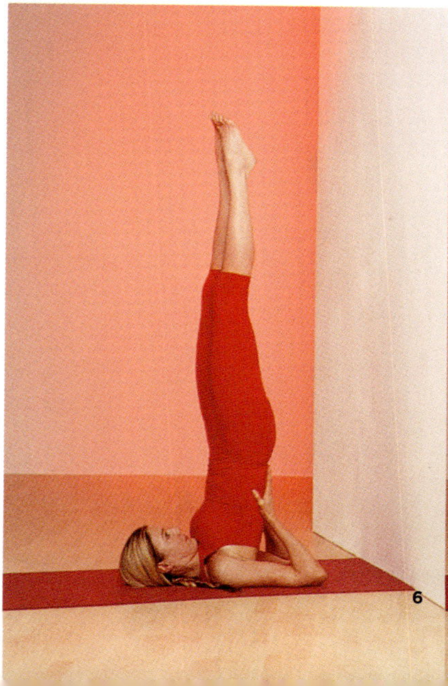
6

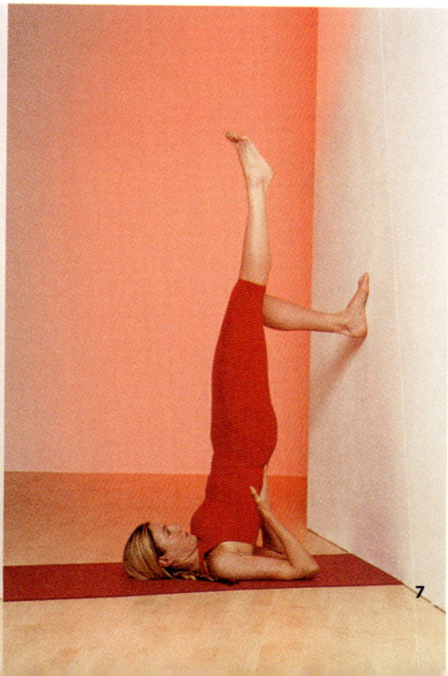
7

→ Fléchissez le genou droit et posez la plante du pied sur le mur. Respirez naturellement, ramenez lentement le haut du dos sur le sol en gardant les mains sur le bas du dos. 8
→ Lorsque le bas du dos repose sur le sol, dégagez les bras du corps. Les jambes sont tendues le long du mur. Maintenez la position pendant quelques respirations naturelles. 9
→ Expirez, ramenez les genoux sur la poitrine, puis basculez sur le côté droit. Maintenez la position pendant quelques secondes. Essayez de prendre la posture du poisson (p. 88) avant de passer à une autre posture. 10

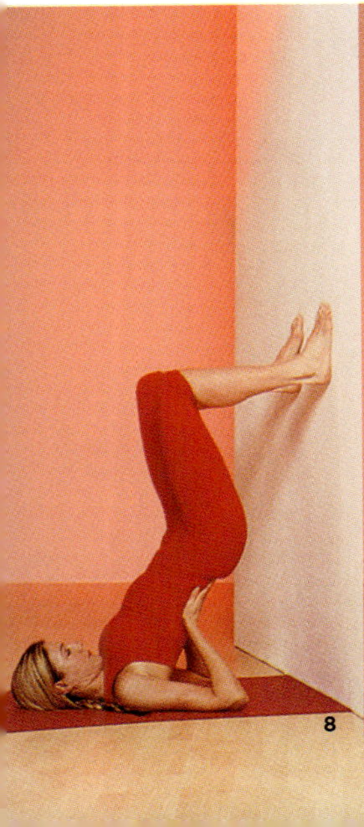
8

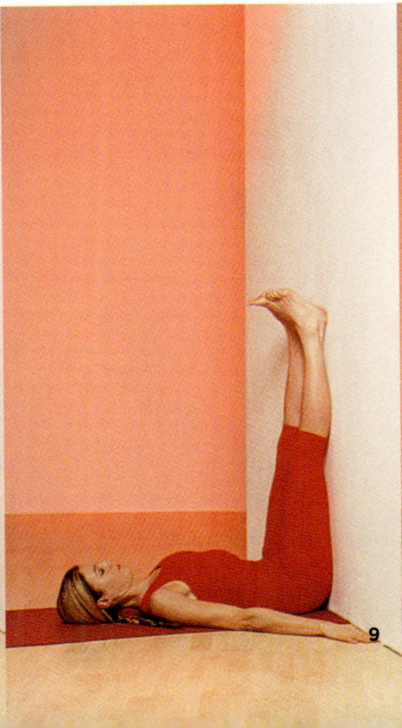
9

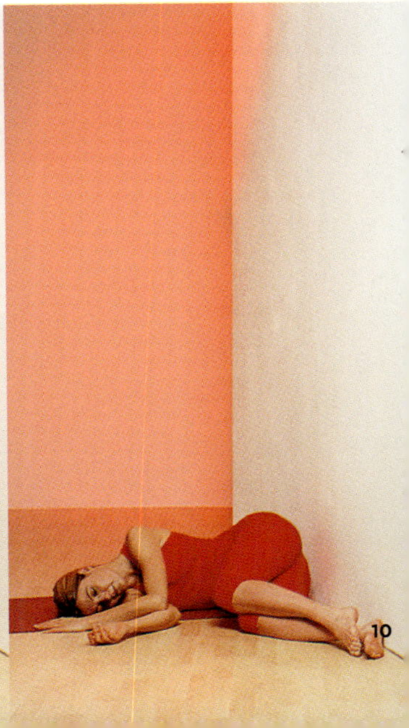
10

LA CHANDELLE

Si la posture précédente vous semble facile, ne prenez plus appui contre un mur. Soyez détendu et respirez calmement et profondément.

→ Vous êtes allongé sur le dos sur une couverture pliée, les genoux fléchis, les bras le long du corps et les mains à plat sur le sol. La tête est droite et repose sur le sol. 1

→ Inspirez, fléchissez les genoux et levez le bassin. Enfoncez les mains et les avant-bras dans le sol. 2

→ Posez les mains sur le bas du dos sans décoller les bras du sol. Appuyez les mains sur le dos afin de basculer le poids du corps sur les épaules. Il ne doit y avoir aucune tension dans la nuque. 3

CONSEILS

• Prenez les mêmes précautions que pour la chandelle en appui contre un mur.

• Si vous utilisez une couverture, veillez à aligner les épaules au bord de la couverture et à poser la nuque sur le sol.

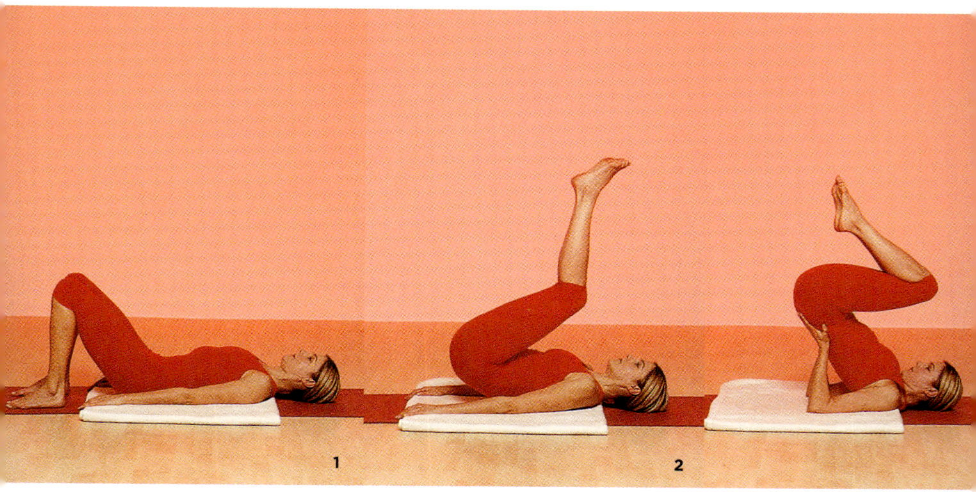

1 2

→ Enfoncez les bras et les coudes dans le sol et descendez les mains le plus près possible des épaules afin que le haut du corps soit à la verticale. Tendez doucement les jambes vers le plafond et rapprochez les coudes l'un de l'autre. Respirez naturellement. 4

→ Expirez, fléchissez les genoux et amenez-les vers la tête. Soutenez le bassin avec les mains. Si besoin est, décollez la tête et les épaules du sol. 5

→ Basculez le corps vers l'avant pour prendre la posture de la flexion avant en position assise. Posez la tête sur les genoux et détendez-vous. 6

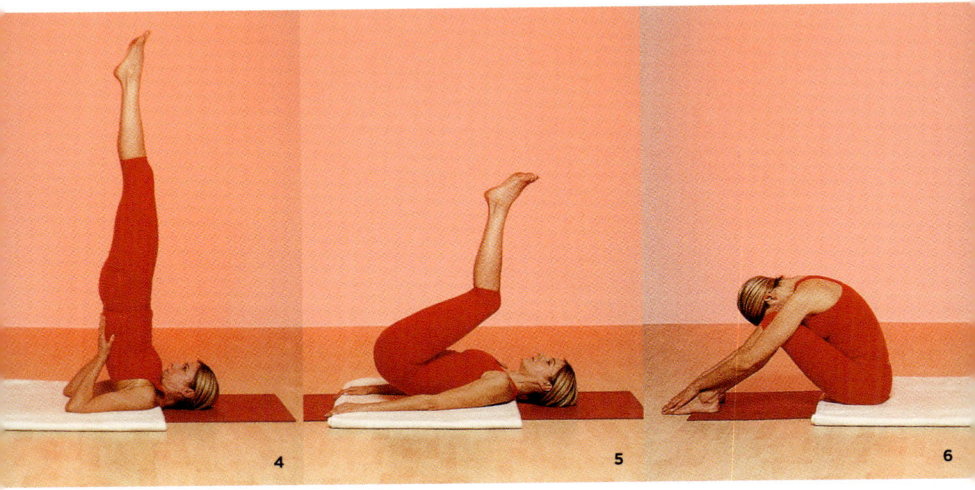

LA CHARRUE

Cette posture relaxante procure les bienfaits de certaines postures inversées car elle étire le haut du dos et l'arrière des jambes. Si vous avez la nuque fragile, cet exercice est fortement déconseillé.

→ Vous êtes allongé sur le dos, genoux fléchis, pieds écartés de la largeur du bassin, bras le long du corps et paumes à plat sur le sol. Respirez naturellement. 1
→ Inspirez, puis amenez les genoux sur la poitrine et basculez le bassin en enfonçant les mains et les avant-bras dans le sol. 2

CONSEIL

Si vous avez un problème de surpoids, une maladie cardiaque ou un décollement de rétine, si vous avez vos règles ou si votre tension artérielle est élevée, arrêtez-vous à l'étape 3. Détendez-vous et respirez calmement.

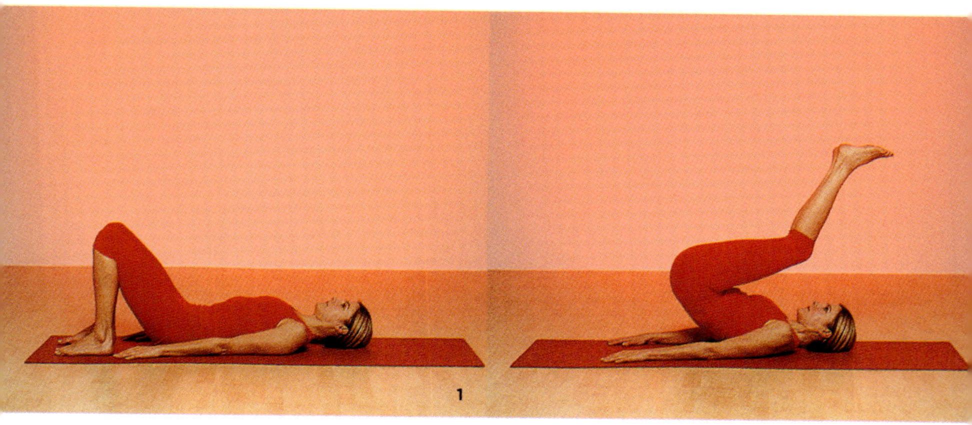

→ Soutenez le bas du dos avec les mains en gardant les bras collés au sol comme pour la chandelle (p. 84). Transférez le poids du corps sur le haut des épaules. Il ne doit y avoir aucune tension dans la nuque. Tendez les jambes vers l'arrière et posez les pieds sur le sol derrière la tête. 3

→ Gardez le buste à la verticale, tendez les bras sur le sol et croisez les doigts. Si vous êtes novice, maintenez la position pendant quelques instants seulement. Respirez calmement. Fléchissez les genoux et en soutenant le dos avec les mains, enroulez votre corps comme pour la chandelle. 4

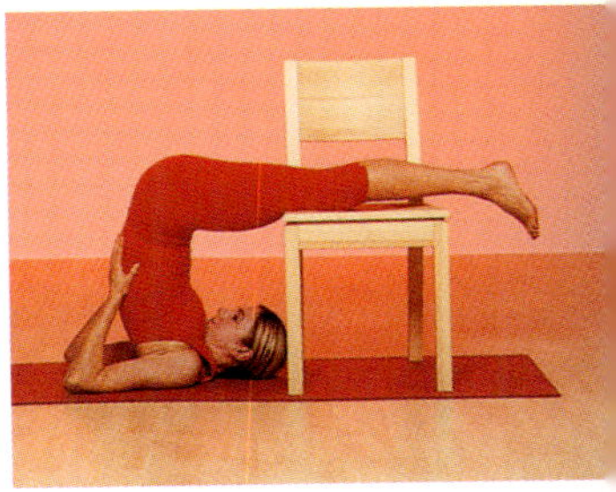

VARIANTE

Si vous ne pouvez pas poser les pieds derrière la tête en gardant les jambes tendues, fléchissez les genoux ou posez les cuisses sur une chaise et soutenez le bas de votre dos avec les mains.

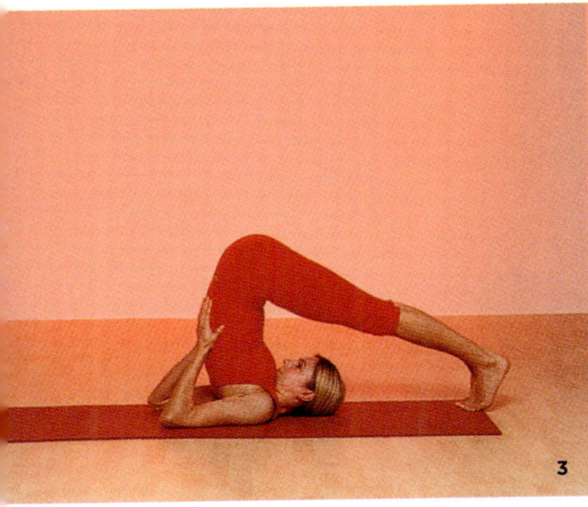

3

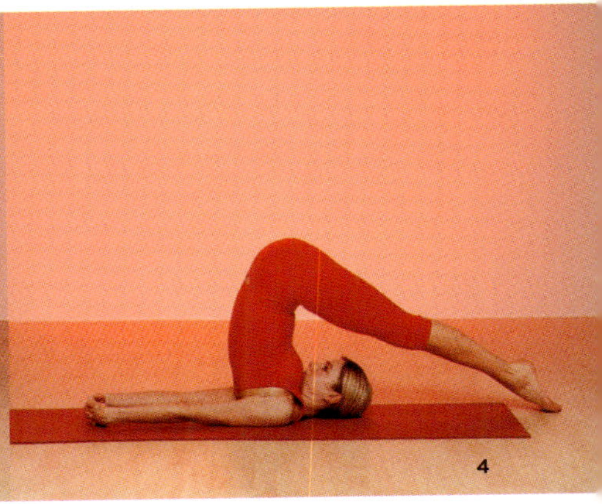

4

LE POISSON

Cette posture complète merveilleusement la posture de la chandelle (p. 84). La posture du poisson, en effet, étire la colonne vertébrale et la face antérieure du corps, ouvre la poitrine et tonifie les bras.

→ Vous êtes assis, le dos droit, les jambes tendues et les pieds joints. Les bras sont le long du corps, les paumes posées à plat sur le sol. Regardez fixement, devant vous. Poussez sur les mains et grandissez-vous le plus possible. 1

→ Penchez-vous en arrière et prenez appui sur les avant-bras. Les coudes sont sous les épaules. Les doigts pointent vers l'avant. Vous regardez toujours fixement devant vous. 2

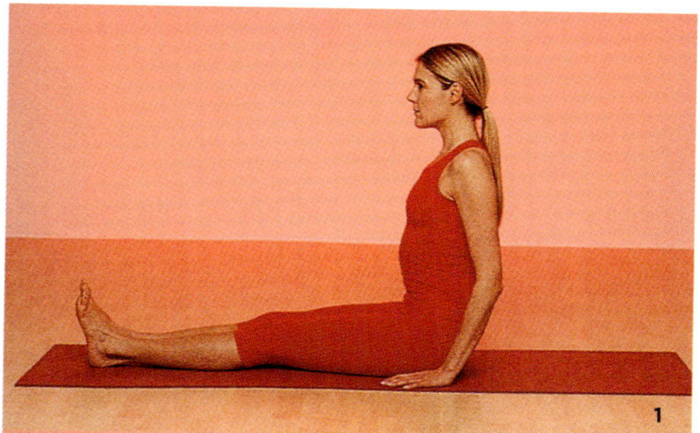

1

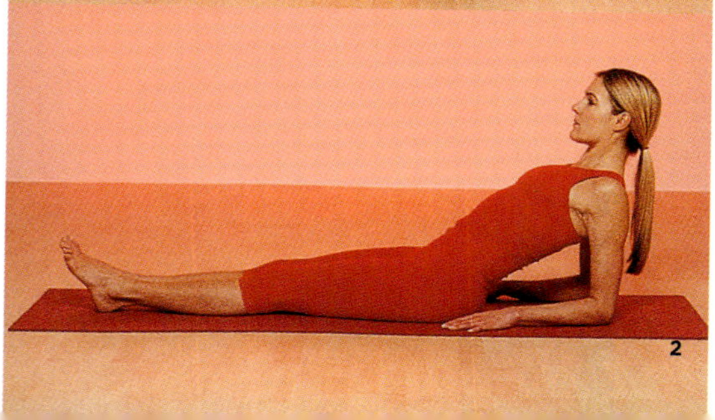

2

→ Tendez les orteils. Inspirez, enfoncez les avant-bras dans le sol et ouvrez la poitrine. Penchez doucement la tête en arrière afin de regarder le plafond. La poitrine est bombée et le bas du dos légèrement cambré. Inspirez profondément en privilégiant la respiration thoracique. 3

→ Pour revenir en position initiale, relevez la tête et appuyez sur les avant-bras et les mains pour passer en position assise. Faites une flexion avant pour amener le front sur les genoux. Si besoin est, fléchissez les genoux. 4

CONSEILS

- **Si vous avez la nuque fragile, veillez à ce que la tête reste dans l'alignement de la colonne vertébrale.**
- **Si vous avez des problèmes de dos, soyez particulièrement vigilant à l'étape 3.**

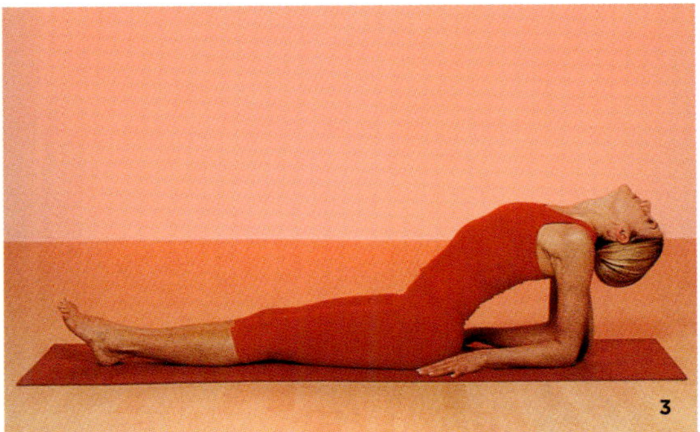

3

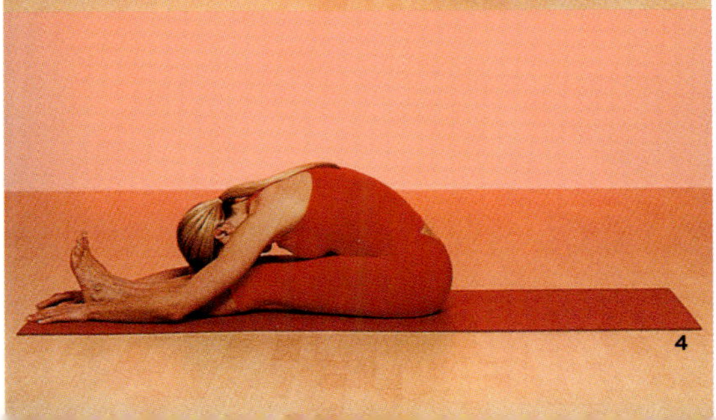

4

LA FLEXION AVANT EN POSITION ASSISE

Cette posture réénergisante assouplit la colonne vertébrale, étire les ischio-jambiers, favorise la concentration et la clarté mentale, apaise l'esprit.

→ Vous êtes assis, jambes tendues. Les bras sont le long du corps, les mains posées à plat de chaque côté du bassin. Enfoncez les mains dans le sol afin que les ischions touchent le sol. Pliez la jambe droite et posez la plante du pied à l'intérieur de la cuisse gauche, le plus près possible de l'aine. 1

→ Laissez le genou droit s'affaisser sur le sol et avancez la hanche droite afin de stabiliser le bassin. Si le genou n'est pas collé au sol, glissez un coussin dessous. Inspirez et levez les bras à la verticale. Regardez fixement devant vous. 2

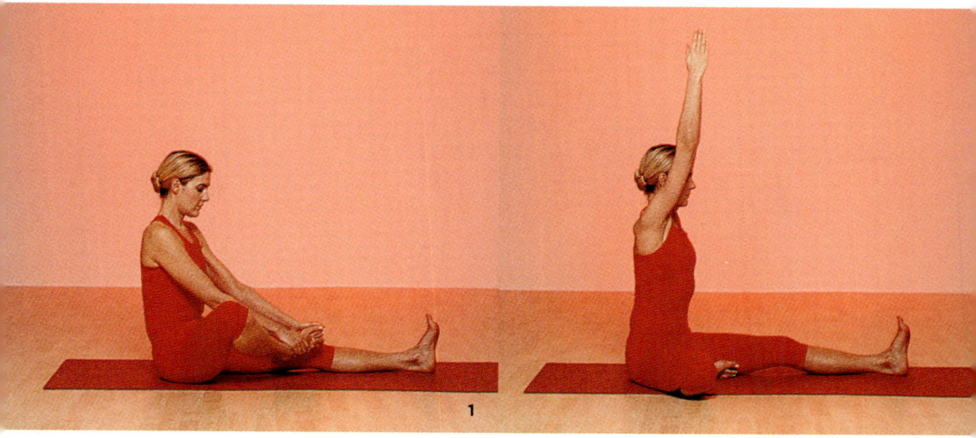

1

→ Expirez et penchez-vous en avant à partir des hanches en gardant le dos droit. Regardez toujours devant vous. Posez les mains sur la jambe gauche, le plus près possible de la cheville. Inspirez et étirez la colonne vertébrale. 3

→ Expirez et, si vous le pouvez, attrapez le pied gauche avec les mains afin d'accentuer l'étirement. Fléchissez les coudes afin d'approcher le haut du corps le plus près possible de la jambe. Vous ne devez ressentir aucune tension du dos. Relâchez et respirez calmement. Inspirez et revenez doucement à la position assise. Répétez l'exercice en inversant la position des jambes. 4

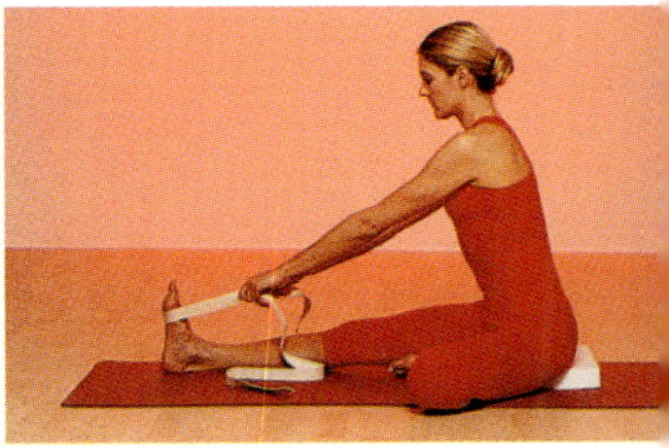

VARIANTE

Si vous manquez de souplesse dans les mollets, les hanches ou le dos ou si vous avez une hernie, asseyez-vous sur un bloc de mousse ou glissez une couverture pliée sous la jambe fléchie au moment de la flexion avant.

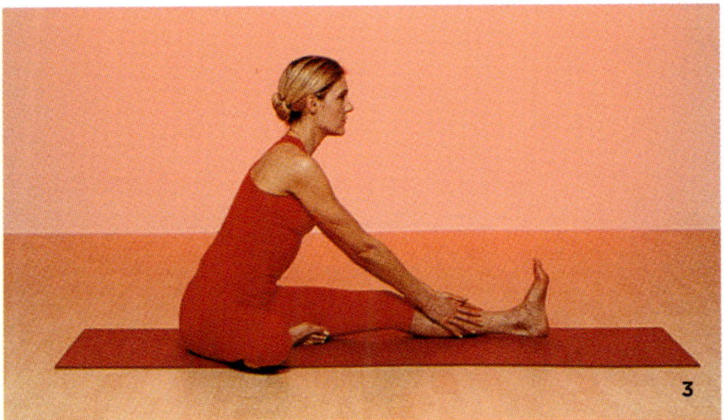

3

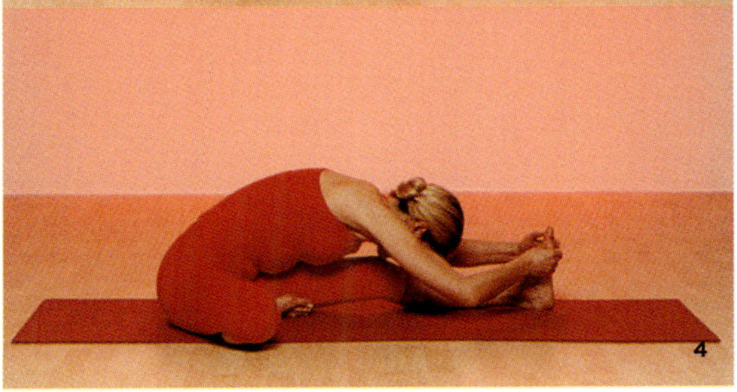

4

LE PAPILLON EN POSITION ALLONGÉE

Cette posture relaxante élimine les tensions de l'abdomen et du bassin et soulage les douleurs menstruelles. Au cours de l'exercice, privilégiez la respiration abdominale (p. 101).

→ Vous êtes allongé sur le dos, jambes tendues, bras dégagés du corps et paumes tournées vers le haut. Étirez la nuque. **1**

→ Fléchissez les genoux et rapprochez les pieds des fesses. Projetez la poitrine vers le haut et amenez les épaules vers le sol en dégageant la tête. **2**

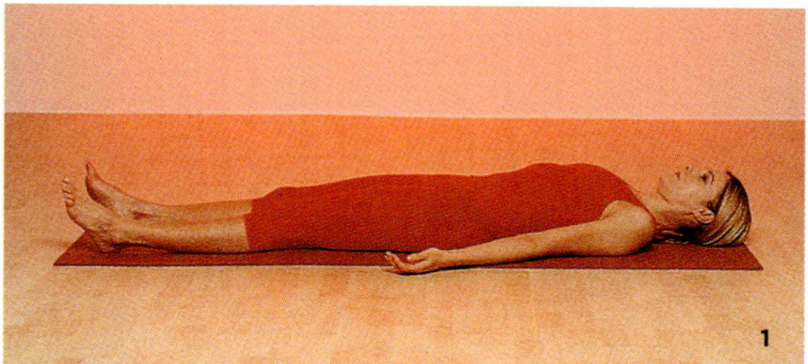

1

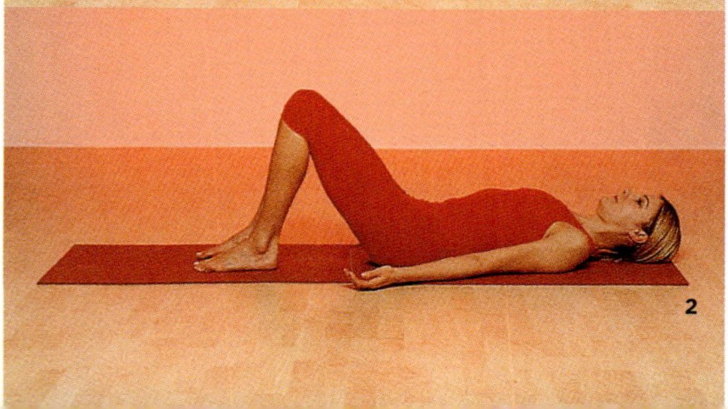

2

→ Collez les plantes des pieds et écartez les genoux. Laissez-les s'affaisser sur le sol. Détendez-vous et respirez en privilégiant la respiration abdominale. Pour revenir à la position initiale, relevez les genoux, serrez-les et glissez les pieds sur le sol jusqu'à ce que les jambes soient tendues. 3

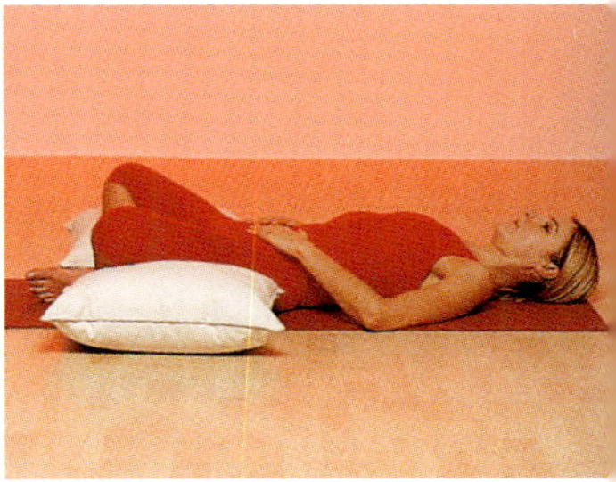

VARIANTE

Si vous n'arrivez pas à poser les genoux au sol, glissez un coussin ou une couverture pliée sous les genoux. Posez les mains sur le bas-ventre et concentrez-vous sur la respiration abdominale.

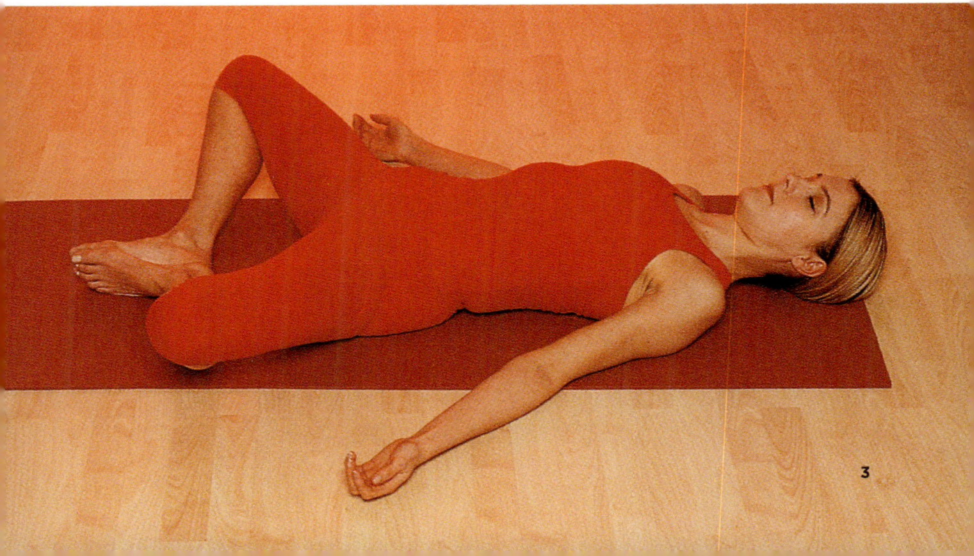

3

ENCHAÎNEMENT D'ÉTIREMENTS EN POSITION AGENOUILLÉE

Cet enchaînement, qui vous permet de canaliser votre énergie et de vous relaxer, est particulièrement réparateur après une journée de travail. Il permet de libérer l'esprit et le corps.

→ Vous êtes assis sur les talons, dos droit. Prenez votre poignet droit dans la main gauche. Étirez la colonne vertébrale et la nuque. Regardez fixement devant vous, puis fermez les yeux et respirez naturellement afin de vous concentrer. Inspirez. 1

→ Expirez et penchez-vous en avant pour amener le haut du corps sur les cuisses. Inspirez et redressez-vous pour revenir en position assise. Expirez, puis penchez-vous à nouveau vers l'avant. 2

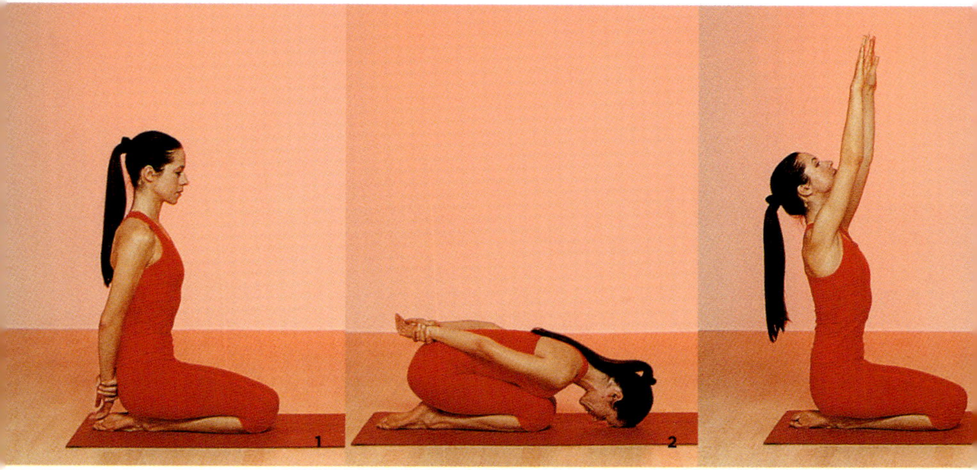

→ Inspirez et redressez-vous pour revenir en position assise en levant les bras à l'horizontale sur les côtés puis à la verticale au-dessus de la tête. [3]
→ Gardez les bras tendus, puis penchez-vous en avant en expirant. Les bras sont dans l'alignement des épaules. Étirez lentement la colonne vertébrale. [4]
→ Inspirez et mettez-vous à quatre pattes. Les jambes sont écartées de la largeur du bassin et les poignets dans l'alignement des épaules. Expirez, puis inspirez et pointez le coccyx vers le haut en projetant la poitrine en avant. Regardez droit devant vous. [5]

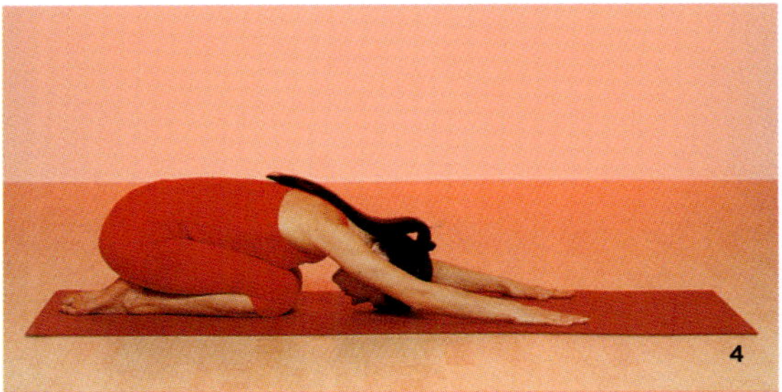
4

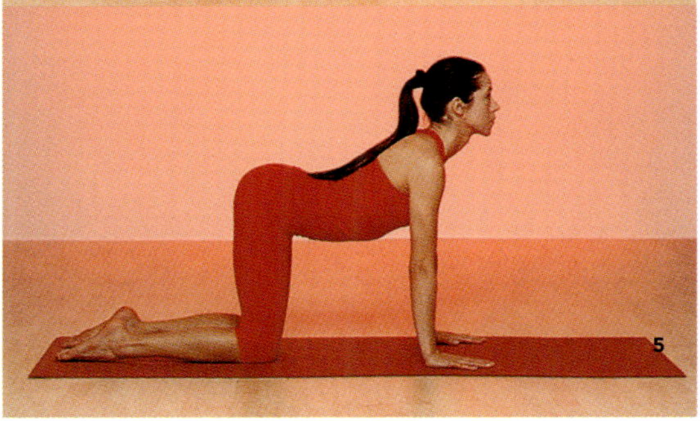
5

→ Expirez, puis inspirez en repliant les orteils. Les creux des coudes se font face, les mains sont parallèles et les doigts pointent vers l'avant. Regardez fixement devant vous. 6
→ Expirez et décollez les genoux du sol en pointant les ischions vers le haut pour prendre la posture du chien tête en bas (p. 46). Maintenez la position pendant trois respirations naturelles. 7
→ Expirez et remettez-vous à quatre pattes. Tendez les bras et dégagez les épaules. Regardez par terre. Inspirez et tendez la pointe des pieds. 8

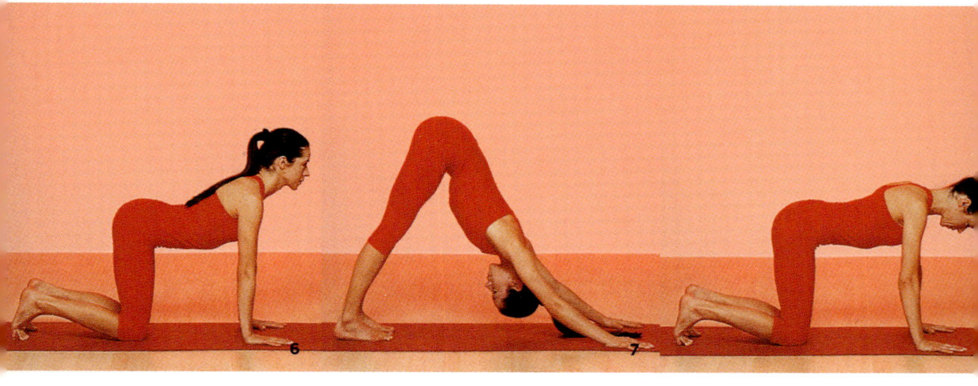

→ Expirez et, sans bouger les mains, tirez le bassin vers l'arrière pour vous asseoir sur les talons. Étirez la colonne vertébrale et relâchez les muscles des avant-bras. [9]
→ Inspirez et revenez en position initiale. Le dos est droit. Mettez les bras derrière vous et prenez votre poignet droit dans la main gauche. Grandissez-vous en bombant le torse. [10]
→ Expirez et penchez-vous en avant pour poser le front sur le sol. Les bras sont le long du corps et les paumes tournées vers le haut. Respirez calmement. Maintenez la position une ou deux minutes, puis repassez en position assise. [11]

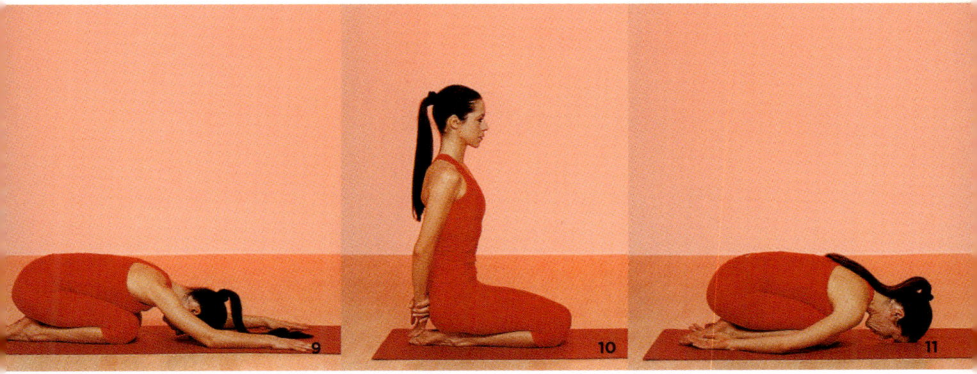

LA TORSION EN POSITION ASSISE

Cette posture assouplit la colonne vertébrale, soulage les tensions dans la nuque et les épaules et stimule les muscles respiratoires.

→ Vous êtes assis, jambes tendues, pieds en flexion. Enfoncez les mains dans le sol et tirez les hanches vers l'arrière afin d'être bien en appui sur les ischions. Si les mollets sont raides, asseyez-vous sur un bloc de mousse. 1

→ Levez le pied droit et posez-le à côté du bord externe du genou gauche. Prenez le tibia entre les deux mains et amenez-le le plus près du corps afin d'étirer la colonne vertébrale et la face antérieure du corps. 2

CONSEIL

Fermez les yeux et concentrez-vous sur les sensations ressenties.

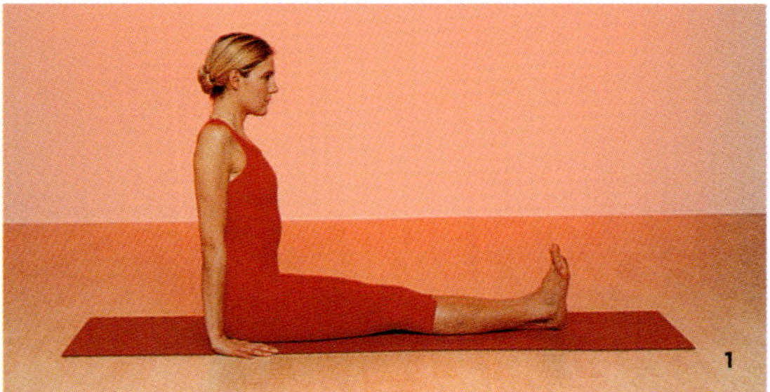

1

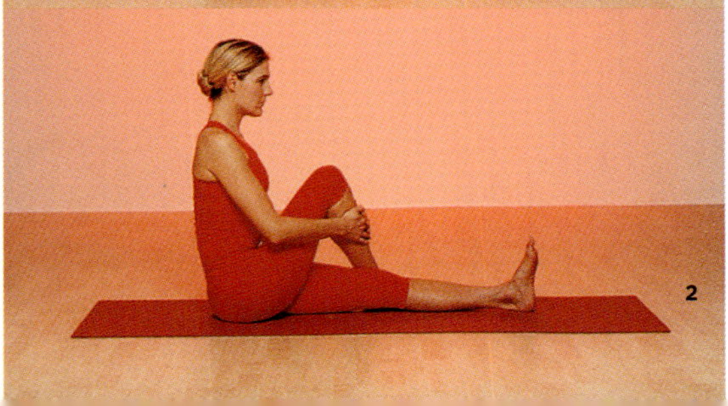

2

→ Posez la main droite sur le sol derrière vous et entourez le genou droit de votre bras gauche. Regardez devant vous, inspirez et étirez le haut du corps. 3

→ Expirez et faites une torsion du buste sur la droite en appuyant l'avant-bras gauche sur le genou droit. Projetez la poitrine vers le haut, expirez à nouveau et augmentez la torsion. Tournez la tête sur la droite et maintenez la position pendant trois à cinq minutes. Revenez en position initiale et répétez l'exercice en changeant de côté. 4

→ Si vous êtes suffisamment souple, posez la face postérieure du bras gauche sur le genou droit. En expirant, gardez le bras tendu et appuyez-le fortement contre la jambe en pointant les doigts vers le sol et en pivotant le buste sur le côté. 5

CONSEIL

Attention à la torsion si vous avez des problèmes de dos ou une hernie.

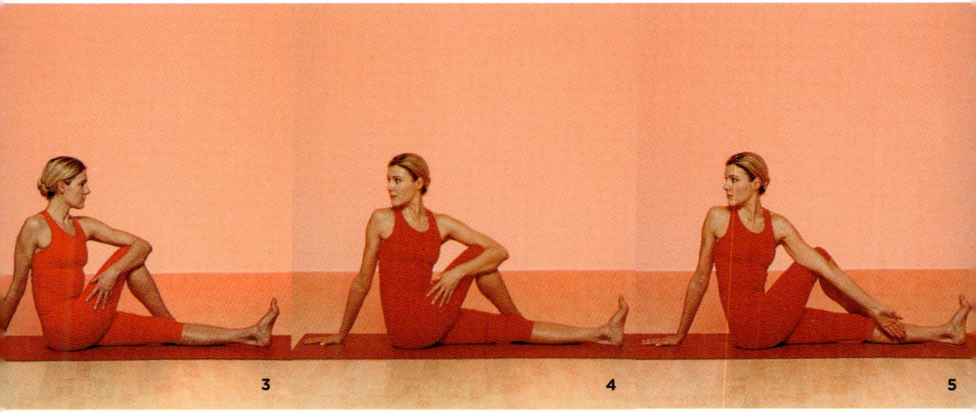

LES DIFFÉRENTES TECHNIQUES RESPIRATOIRES

Les différentes techniques respiratoires réunies ici vous font prendre conscience de votre respiration, apaisent votre esprit et détendent votre corps. Elles se pratiquent le plus souvent à la fin d'une séance ou après quelques exercices d'étirement.

La respiration audible

→ Pour commencer, respirez par la bouche, puis contractez la glotte jusqu'à produire le son « Ahhh » en inspirant et le son « Haaa » en expirant.
→ Lorsque vous maîtrisez cette technique, essayez de reproduire les mêmes sons la bouche fermée. Pour vous aider, imaginez que vous soufflez dans un trou devant votre bouche.
→ Respirez calmement et régulièrement en restant concentré sur l'air qui pénètre et sort de votre corps. Les sons produits ne doivent pas nécessairement être forts ; vous seul avez besoin de les entendre.

CONSEIL

Cette technique, qui peut être pratiquée par tous, permet de contrôler et de réguler une respiration rapide et saccadée. Elle apaise l'esprit, développe la concentration et permet d'éliminer certaines tensions.

La respiration abdominale en position allongée

→ Vous êtes allongé sur le dos, genoux fléchis, pieds écartés de la largeur du bassin. Contrôlez votre respiration jusqu'à ce qu'elle soit calme et naturelle. Prenez conscience des mouvements de votre abdomen selon que vous inspirez ou expirez. Les expirations doivent être plus longues que les inspirations. 1
→ Pour que les expirations soient de plus en plus lentes et profondes, contractez l'abdomen au moment de l'expiration, puis relâchez tous les muscles en inspirant. L'abdomen se gonfle. Répétez l'exercice plusieurs fois. 2

→ Puis, à chaque expiration, contractez les muscles pelviens et inspirez sans les relâcher complètement ainsi que les abdominaux. Ayez conscience de l'air qui pénètre dans la cage thoracique, puis expirez en contractant un peu plus les muscles. Répétez l'exercice plusieurs fois, puis relâchez les abdominaux et les muscles pelviens et respirez. 3

CONSEIL

Cette technique apaise le corps et l'esprit et libère les tensions. Concentrez-vous sur la circulation de l'air dans votre organisme. Après l'exercice, votre esprit sera calme et revitalisé.

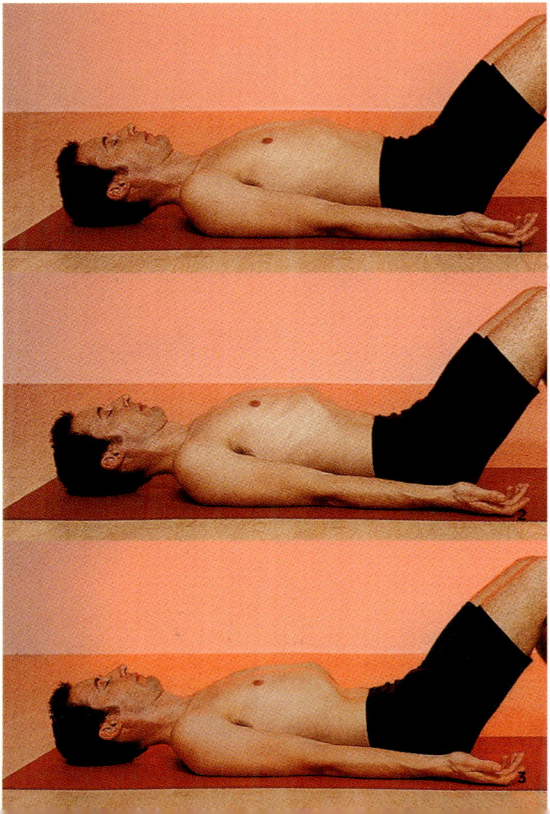

La « fausse inspiration »

↘ Elle peut être pratiquée en position allongée, en position debout. Quelle que soit celle que vous choisirez, faites l'exercice, puis respirez naturellement pendant une vingtaine de secondes, puis répétez-le une deuxième fois, attendez vingt secondes et recommencez.

En position allongée

→ Vous êtes allongé sur le dos, genoux fléchis, bras dégagés du corps et paumes tournées vers le haut. Contrôlez votre respiration jusqu'à ce qu'elle soit calme et régulière. 1

→ Les inspirations sont profondes et l'abdomen se gonfle. Expirez complètement en contractant le ventre le plus possible. 2

CONSEILS

Cette technique qui tonifie et assouplit le diaphragme permet de prendre conscience du rôle primordial que joue ce muscle dans la respiration. Expirez profondément puis fermez la glotte (comme pour retenir votre souffle) et ouvrez la cage thoracique comme si vous inspiriez, d'où le nom de « fausse inspiration ».

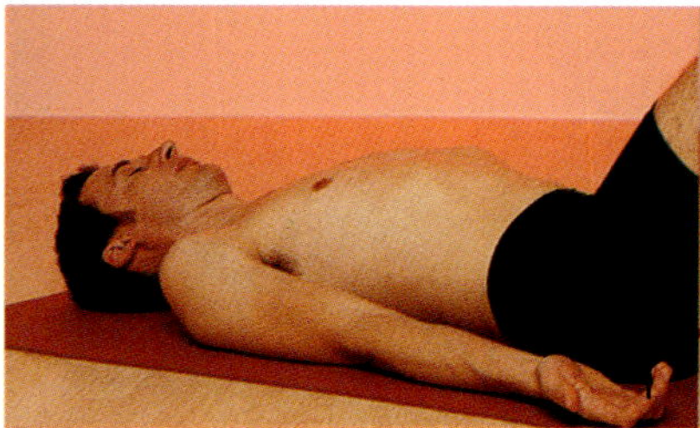

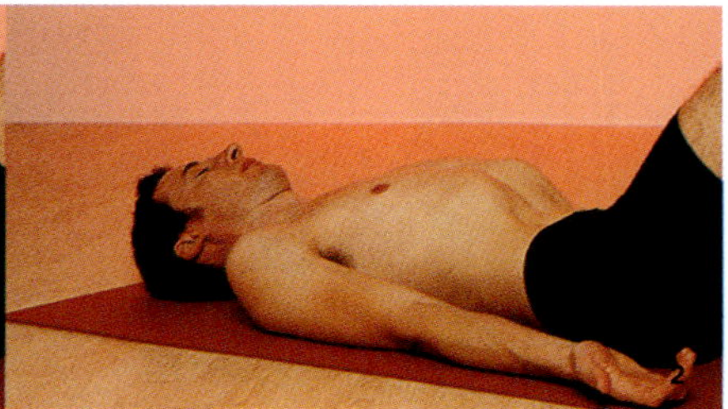

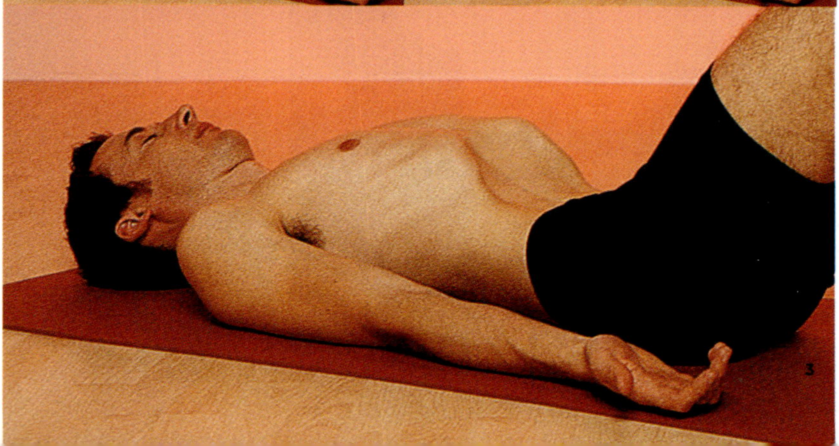

➔ Relâchez l'abdomen, fermez la glotte et en même temps ouvrez la poitrine sans inspirer comme si vous vouliez que votre ventre disparaisse sous la cage thoracique. Maintenez la position aussi longtemps que possible.
➔ Pour inspirer, relâchez la cage thoracique, ouvrez la glotte et, en contractant doucement les abdominaux, laissez lentement pénétrer l'air dans votre corps. 3

Debout

➔ Vous êtes debout, jambes écartées de la largeur du bassin, genoux légèrement fléchis.
➔ Penchez-vous légèrement en avant en arrondissant le dos. Posez les mains sur les cuisses et éloignez les coudes du corps.
➔ Suivez les instructions des étapes 2 et 3 (voir ci-contre).

AVERTISSEMENTS

• En ce qui concerne la fausse inspiration et l'expiration forcée (p. 104), il est fortement conseillé, dans un premier temps, de travailler avec un professeur de yoga qui saura vous conseiller.
• Ne pratiquez pas cet exercice si votre tension artérielle est élevée, si vous avez une inflammation ou des saignements de l'abdomen.
• Déconseillé aux femmes qui ont leurs règles.

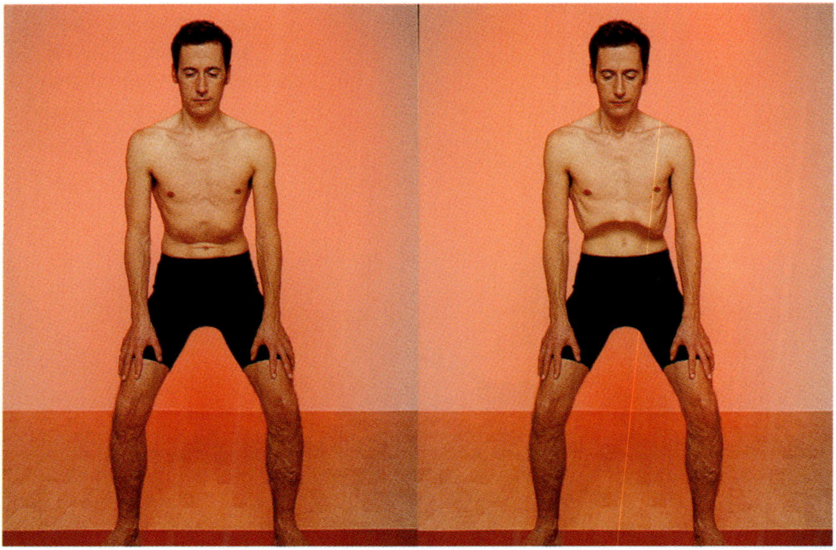

L'expiration forcée

↘ Suivez les instructions données page ci-contre, respirez naturellement pendant 20 secondes environ, recommencez, attendez 20 secondes, et répétez une dernière fois. Chaque exercice doit compter le même nombre d'expirations. Une fois le troisième exercice terminé, expirez profondément afin de vider complètement les poumons, puis attendez quelques secondes avant d'inspirer. L'inspiration suivante doit être calme et non saccadée. Asseyez-vous, respirez naturellement et concentrez-vous sur le rythme lent et régulier de votre souffle et sur la quiétude de votre esprit. Pendant tout l'exercice, la respiration doit être régulière – si besoin est, ralentissez le rythme.

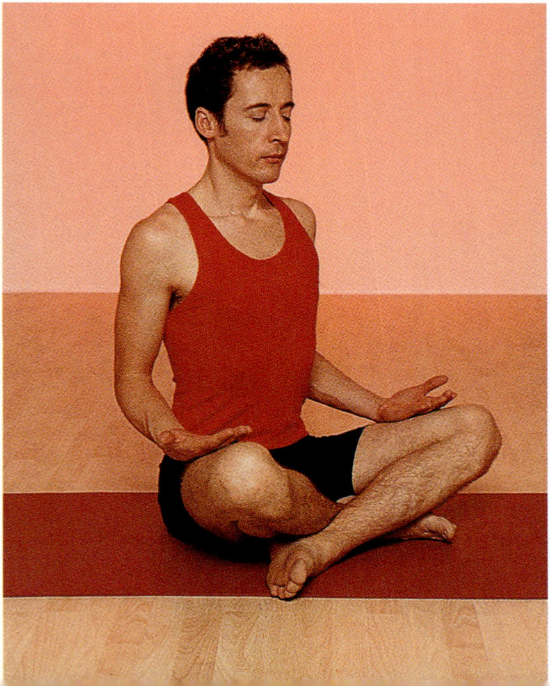

CONSEIL

Cette technique est basée sur une expiration forcée et une inspiration passive. Le fait de se concentrer sur l'expiration vide l'esprit des pensées parasites et rééquilibre le système nerveux.

AVERTISSEMENTS

- **Si vous ressentez un vertige ou si vous venez à manquer de souffle pendant l'exercice, arrêtez-vous, puis recommencez plus doucement.**
- **Si les deux narines sont congestionnées, si vous avez vos règles, optez pour la variante ci-dessus.**

→ Vous êtes assis, jambes croisées, la tête et le dos droits, les mains posées sur les cuisses et les paumes tournées vers le haut. Fermez les yeux. Votre respiration doit être calme et régulière. 1
→ Inspirez partiellement, puis expirez fortement en rentrant l'abdomen. Relâchez immédiatement les abdominaux afin que l'inspiration soit aisée et complètement passive. 2
→ Répétez l'exercice en expirant le plus fort possible (10 fois au maximum). Respirez normalement une vingtaine de secondes avant de commencer une série. 3

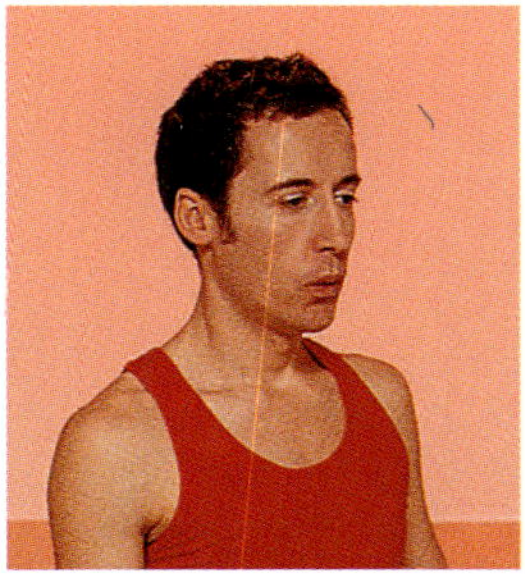

VARIANTE

Vous êtes assis ou debout. Inspirez, puis expirez par la bouche par petites bouffées rapides et saccadées. Marquez une pause très brève entre deux bouffées. Videz complètement les poumons. Fermez la bouche, puis attendez avant de prendre une nouvelle inspiration et laisser l'air pénétrer doucement.

SOUFFLER UNE BOUGIE

Cette pratique préliminaire vous aidera à ressentir le mouvement de l'abdomen au cours de l'expiration forcée. Posez la main droite sur l'abdomen et placez la main gauche devant la bouche. Imaginez qu'une bougie se trouve devant votre main gauche. Inspirez partiellement et essayez de rejeter l'air. Votre abdomen se contracte fortement et s'écarte de votre main, puis de façon automatique, il se relâche et touche à nouveau votre main. Répétez plusieurs fois l'exercice, puis essayez d'éteindre la bougie fictive en expirant par les narines la bouche fermée.

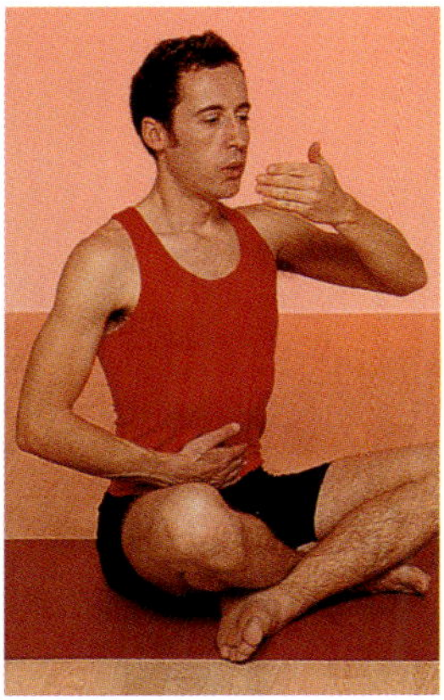

LA MÉDITATION

La méditation repose sur deux principes : la tranquillité de l'esprit et la prise de conscience de l'énergie vitale, qui est l'essence même de l'être vivant.

↘ Lorsque vous faites des exercices de méditation, ne cherchez pas à faire abstraction du monde qui vous entoure, ni à réprimer vos sentiments, vos émotions et vos pensées, mais essayez plutôt de prendre du recul afin de ne pas vous laisser envahir par ces éléments parasites susceptibles d'obstruer votre conscience.

→ Vous êtes assis, la tête, la nuque et le dos sont droits (p. 19). Si vous êtes suffisamment souple, prenez la posture du demi-lotus (voir ci-contre).
→ Tournez les paumes vers le haut et formez un cercle en joignant le pouce et l'index. Ce *mudrâ* (geste) symbolise l'union de l'individu et de l'énergie universelle. Le corps et les sens sont en éveil.
→ Fermez les yeux. Vous entendez les bruits autour de vous et vous sentez l'air sur votre peau.
→ Expirez et essayez d'éliminer les tensions dans les différentes parties du corps – le visage, la nuque, les épaules, les bras et les jambes. Prenez conscience de votre souffle qui vous unit au monde alentour.
→ À chaque inspiration, sentez l'air pénétrer par les narines, descendre dans la gorge puis dans la poitrine et faire, à chaque expiration, le trajet inverse.
→ Ensuite, prenez conscience de l'espace à l'intérieur de la tête, la gorge, la nuque, la partie droite de votre poitrine, la partie gauche, l'épaule droite, le bras droit, la main gauche, l'épaule gauche, le bras gauche, la main gauche, la hanche droite, la jambe droite, le pied droit, la hanche

OÙ, QUAND, COMMENT ?

Choisissez un moment de la journée où vous êtes sûr de ne pas être dérangé pendant au moins 15 minutes. Choisissez une pièce calme, bien rangée, où il fait chaud (ou installez-vous dehors). Installez-vous confortablement.

gauche, la jambe gauche et le pied gauche. Prenez conscience de l'espace situé au-dessus et au-dessous du nombril, à la base de la colonne vertébrale et dans le bassin.

→ Prenez conscience de l'espace à l'intérieur de votre corps, à l'extérieur de votre corps et au-delà de votre corps. Prenez conscience qu'il n'y a pas de séparation entre l'intérieur et l'extérieur mais qu'il n'y a qu'un tout. Peu à peu, reprenez conscience de votre respiration, de votre corps et de votre environnement.

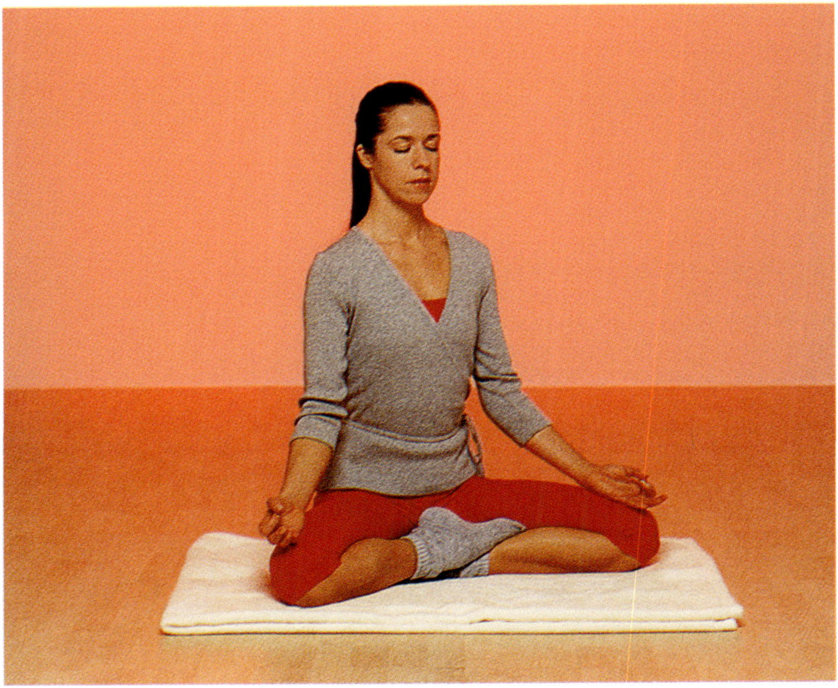

LA RELAXATION

Terminer une séance de yoga par des exercices de relaxation permet d'accroître les bienfaits apportés par les postures ou les enchaînements réalisés.

→ Vous êtes allongé sur le dos, les genoux fléchis et les bras dégagés du corps. Levez légèrement le bassin et tirez le coccyx vers les pieds, puis baissez le bassin en soulageant au maximum le bas du dos. Glissez les pieds sur le sol jusqu'à ce que les jambes soient tendues.

→ Laissez les genoux et les pieds s'affaisser sur le côté. Rentrez le menton, puis relevez-le. La tête est droite et collée au sol. Détendez toutes les parties de votre corps les unes après les autres en commençant par les orteils et en terminant par la tête. Il n'est pas nécessaire de bouger chacune de ces parties, il suffit de les visualiser à tour de rôle : les pieds, les jambes, les hanches, les mains, les bras, les épaules, le buste, la nuque et la tête. Fermez les yeux, la bouche et restez immobile.

→ Concentrez-vous sur votre respiration jusqu'à ce qu'elle soit calme et régulière. Visualisez votre abdomen qui se gonfle lorsque vous inspirez et qui redescend lorsque vous expirez. Peu à peu, les expirations deviennent plus longues que les inspirations et votre corps est de plus en plus détendu. En restant concentré sur votre respiration, comptez jusqu'à 20. Inspirez à 1, expirez à 2, et ainsi de suite, puis comptez à rebours jusqu'à 0, mais lorsque vous arriverez à 10, ne comptez que les expirations. Si vous êtes perturbé par des pensées ou des bruits, recommencez l'exercice.

CONSEILS

• Si le bas du dos est décollé du sol, gardez les genoux fléchis.

• Si vous avez mal à la nuque, glissez un oreiller ou une couverture pliée dessous.

• N'essayez pas de contrôler votre respiration, ayez simplement conscience de l'air qui pénètre dans votre corps, qui en ressort.

→ Lorsque vous arrivez à 0, concentrez-vous non plus sur votre respiration, mais sur l'espace devant vos yeux, sur le silence et la quiétude. Votre respiration est calme et régulière, votre esprit apaisé. Vous êtes conscient du monde qui vous entoure, mais vous ne vous laissez pas distraire par les différents éléments. Vous vivez pleinement l'instant présent et vous vous laissez envahir par la paix et le sentiment de bien-être.

→ Reprenez doucement conscience de votre corps, du sol sur lequel vous êtes allongé et des murs autour de vous. Vous entendez les bruits à l'intérieur et à l'extérieur de la pièce. Bougez vos orteils et vos doigts, puis vos mains et vos pieds. Inspirez et expirez profondément une ou deux fois afin que l'énergie pénètre dans votre corps. Étirez les bras au-dessus de la tête et soupirez profondément. Tournez-vous sur le côté droit et maintenez la position quelques minutes en gardant les yeux fermés. Passez doucement en position assise et ouvrez les yeux.

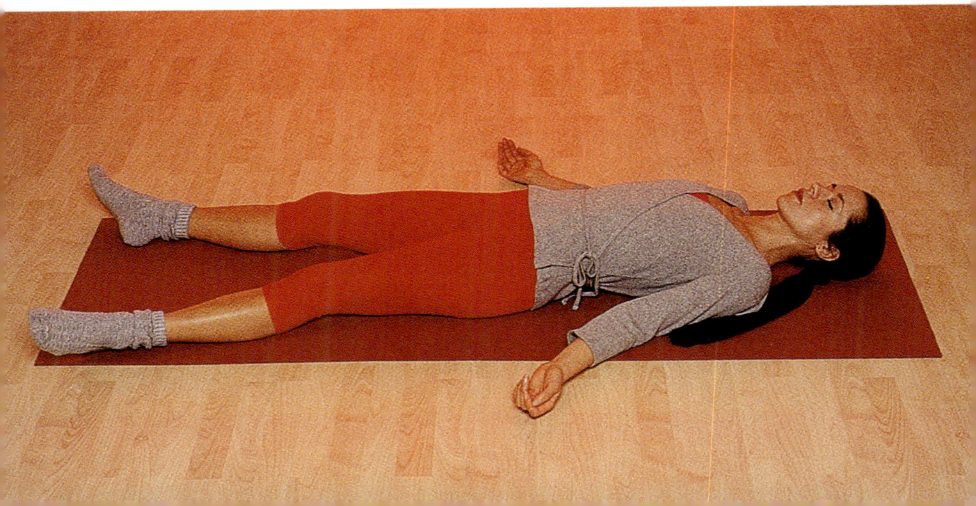

SO TONIC

LES ENCHAÎNEMENTS

Les sept enchaînements suivants vous procurent un regain d'énergie dès que vous en éprouvez le besoin. Avant de commencer, concentrez-vous et lorsque les exercices sont terminés, accordez-vous du temps pour profiter au maximum de leurs bienfaits.

BIEN COMMENCER LA JOURNÉE

Avant le petit déjeuner, faites quelques exercices de respiration : la respiration complète en position assise (p. 19) ou la « fausse inspiration » (p. 102), puis des exercices favorisant la coordination de la respiration et des mouvements (p. 26). L'enchaînement suivant peut être précédé de la salutation au soleil (p. 52).

→ Le triangle 1 (p. 58-59)
→ La flexion avant jambes écartées 2 (p. 66-67)
→ Le guerrier – extension en fente pieds fixes 3 (p. 42-45)
→ Le chien tête en bas 4 (p. 46-47)
→ Le lièvre 5 (p. 76-77)
→ La torsion en position assise 6 (p. 98-99)

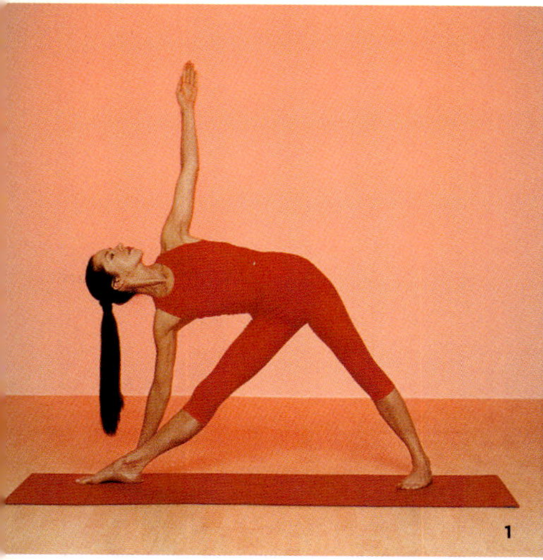
1

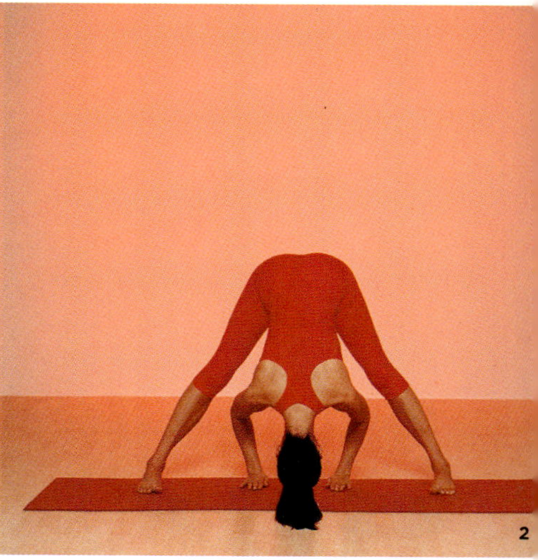
2

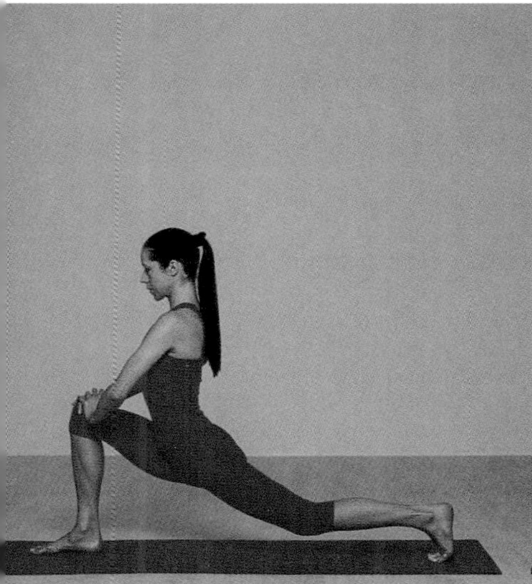

3

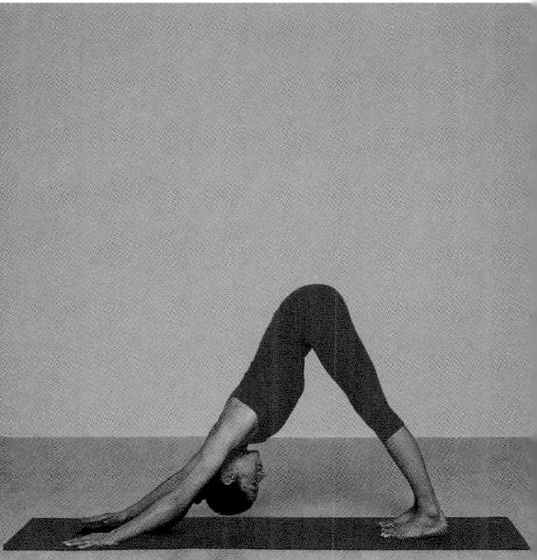

4

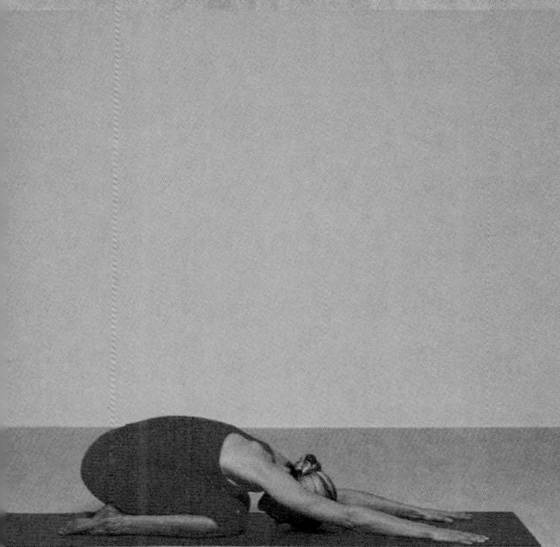

5

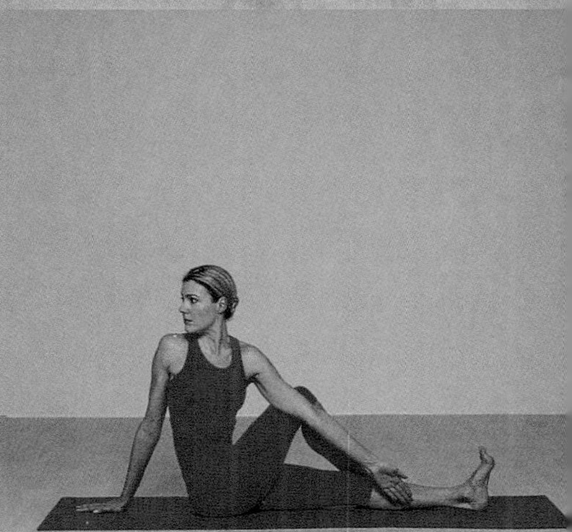

6

UN REGAIN D'ÉNERGIE DANS LA MATINÉE

Lorsque vous sentez une baisse d'énergie, plutôt que fumer une cigarette, boire un café ou manger un gâteau, effectuez les postures suivantes. Si le lieu n'est pas propice, optez pour des exercices favorisant la coordination de la respiration et des mouvements (p. 26). Si vous manquez de temps, optez pour des exercices de respiration (p. 100, 104).

→ Le guerrier 1 (p. 40-41)
→ Le triangle en fente latérale 2 (p. 60-61)
→ Le chien tête en l'air 3 (p. 50-51)
→ Le lièvre 4 (p. 76-77)
→ Le chameau 5 (p. 78-79)
→ La torsion en position assise 6 (p. 98-99)

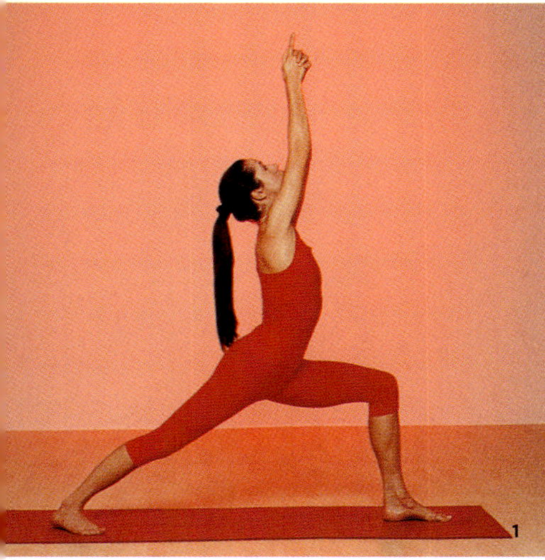

1

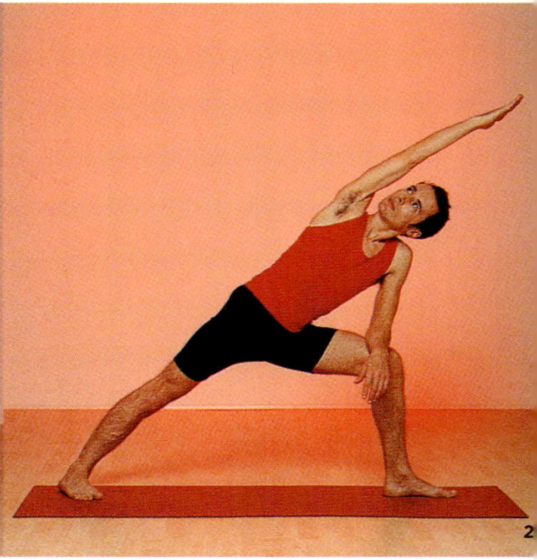

2

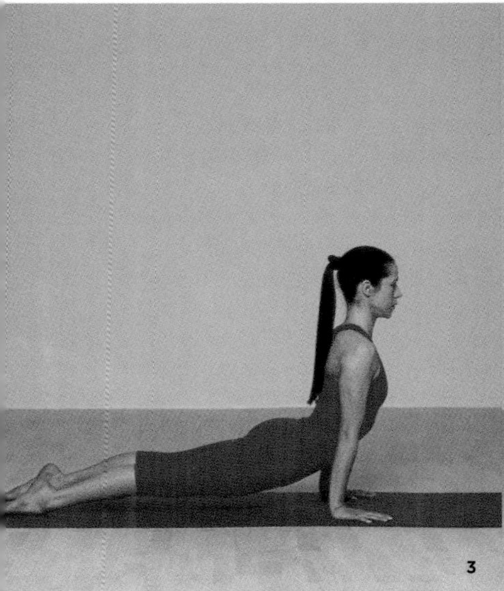

3

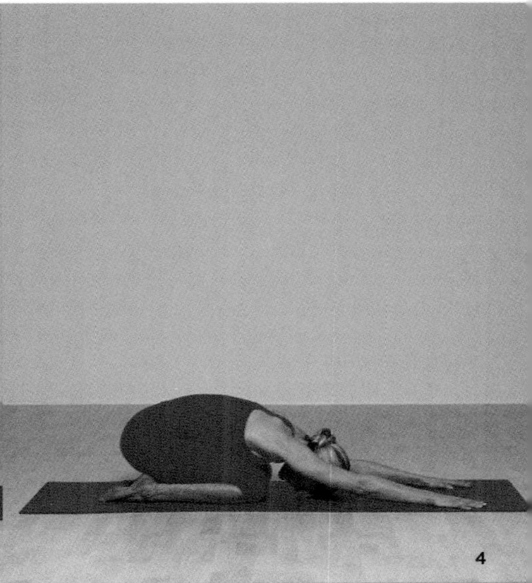

4

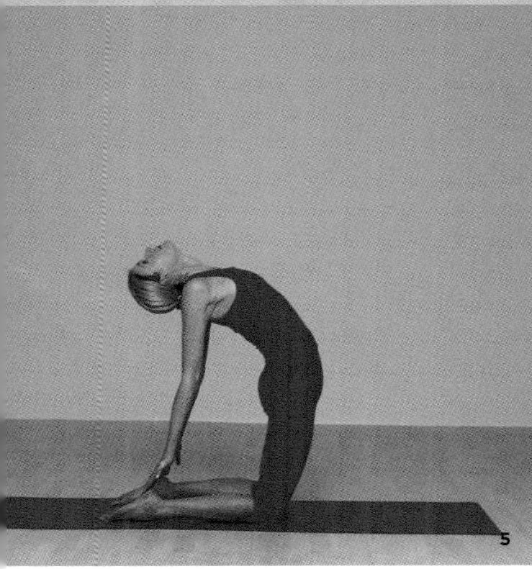

5

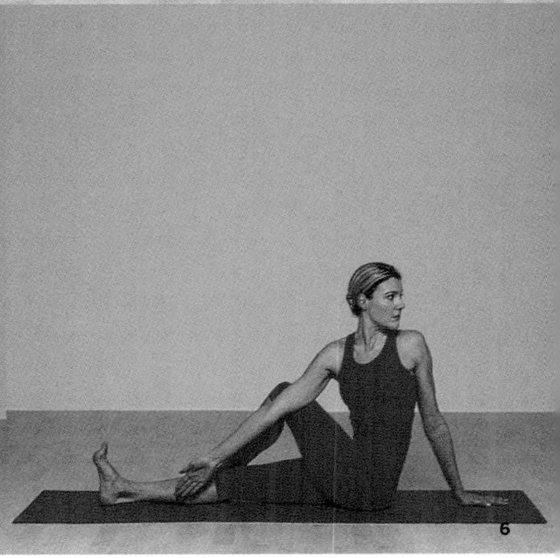

6

RECHARGER SES BATTERIES EN FIN DE JOURNÉE

Après une dure ou une longue journée de labeur, il est indispensable d'étirer vos muscles et d'assouplir vos articulations. Commencez par quelques exercices favorisant la coordination de la respiration et des mouvements (p. 26), prenez la posture du papillon en position allongée (p. 92) en privilégiant la respiration abdominale (p. 101).

→ La flexion avant [1] (p. 38-39)
→ Le chien tête en bas [2] (p. 46-47)
→ La torsion du buste avec fente [3] (p. 64-65)
→ La charrue [4] (p. 86-87)
→ Le poisson [5] (p. 88-89)
→ Le papillon en position allongée [6] (p. 92-93)

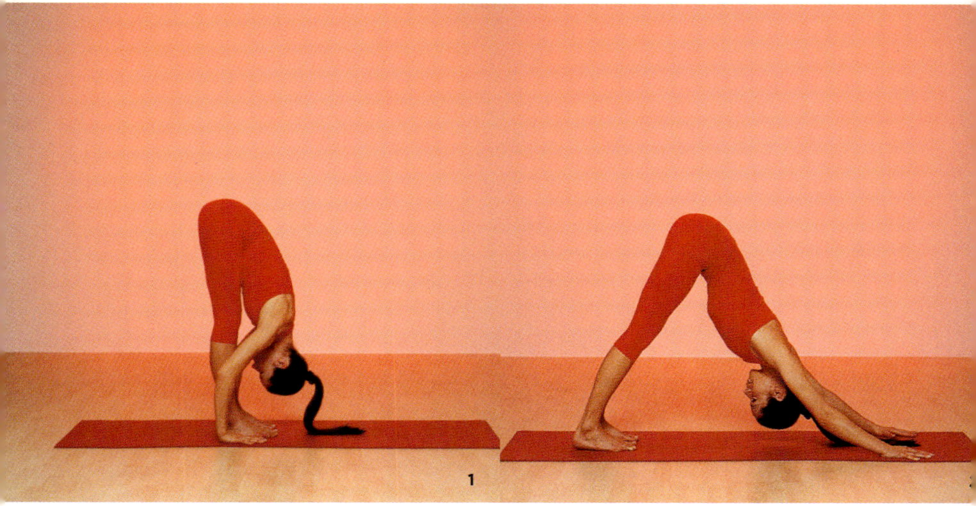

1

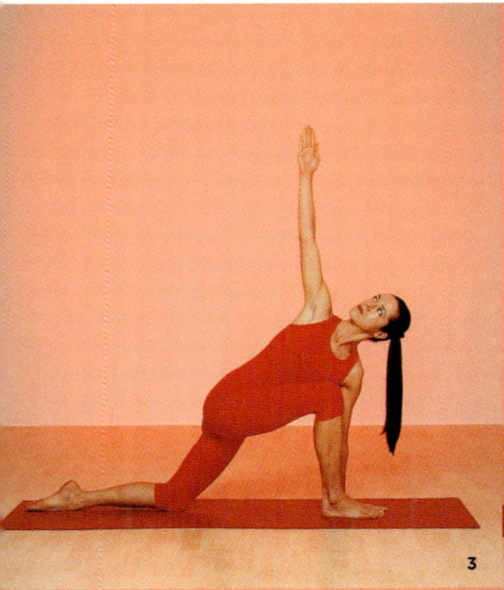

3

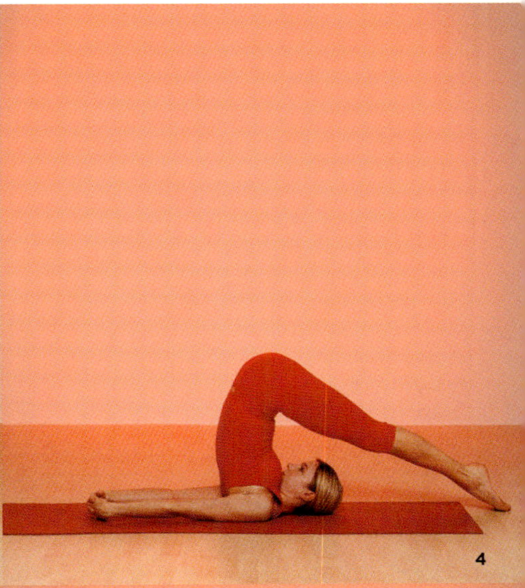

4

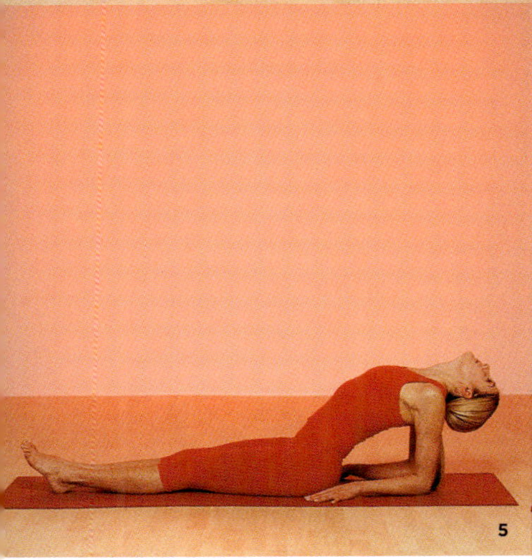

5

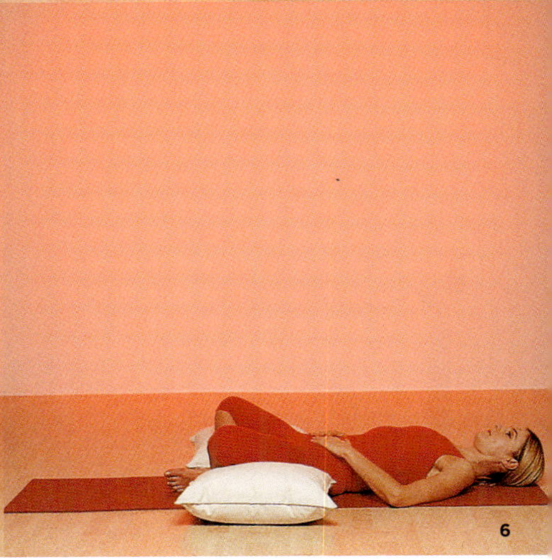

6

POUR ÊTRE EN FORME LE LENDEMAIN

Avant d'aller vous coucher, pratiquez l'enchaînement suivant qui étire doucement les différentes parties du corps et inverse les effets de l'attraction de la terre. Puis, lorsque vous serez dans votre lit, pratiquez la respiration abdominale (p. 101), détendez-vous et répétez les phrases suivantes : « Mon énergie est puissante » et « Je suis prêt pour la vie ».

→ Le triangle [1] (p. 58-59)
→ La flexion avant jambes écartées [2] (p. 66-67)
→ La chandelle en appui contre un mur [3] (p. 80-83)
→ Le poisson [4] (p. 88-89)
→ La flexion avant en position assise [5] (p. 90-91)
→ La torsion en position assise [6] (p. 98-99)

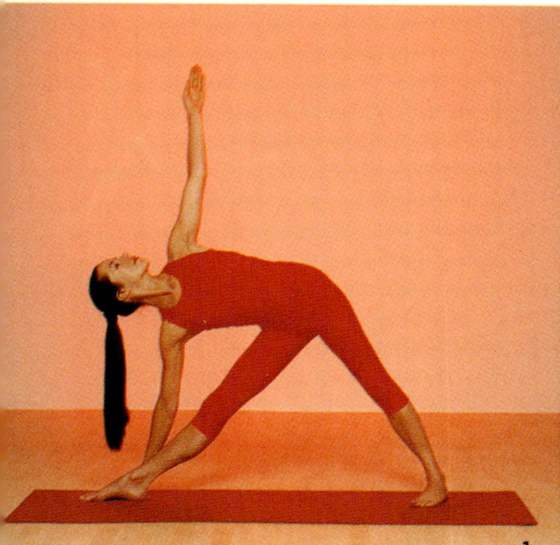

1

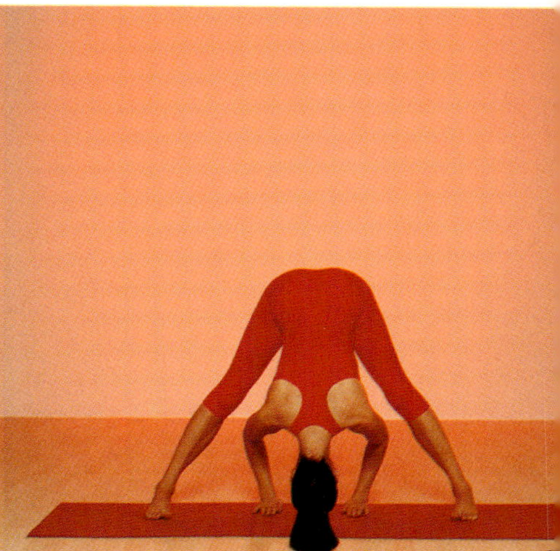

2

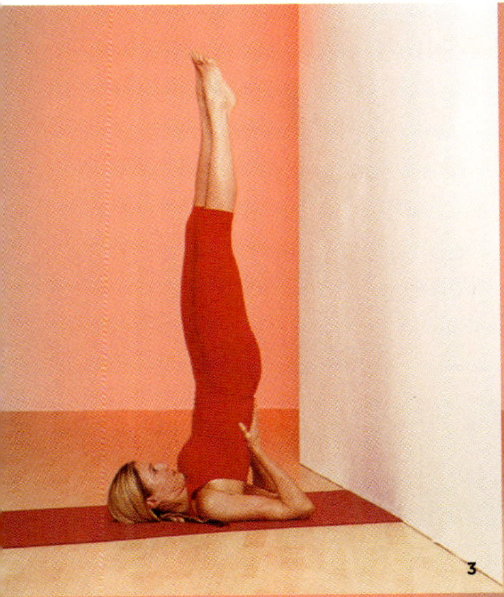
3

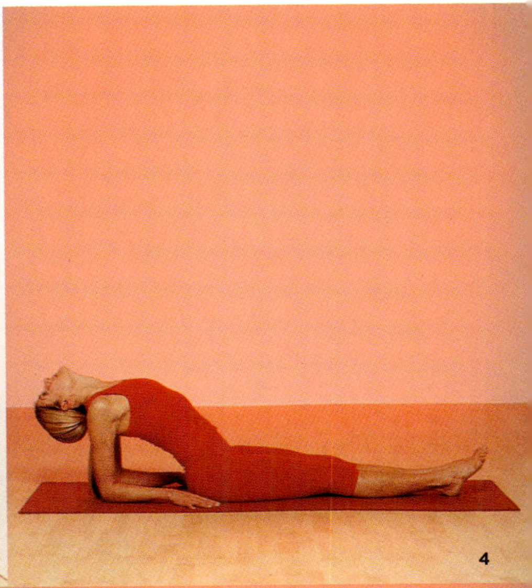
4

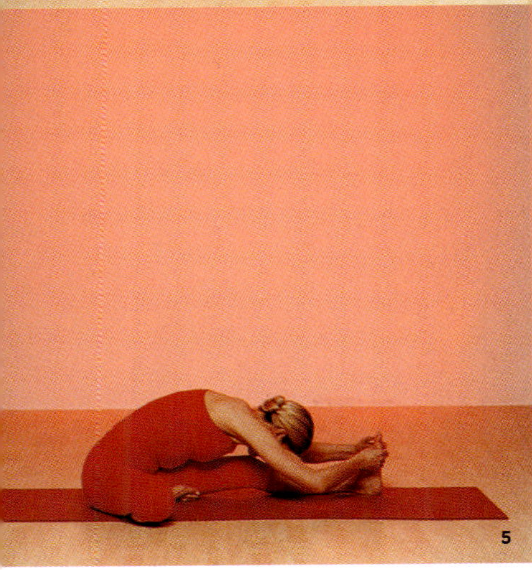
5

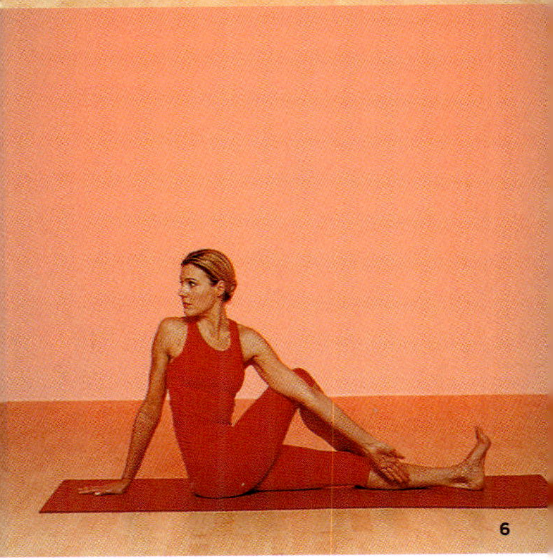
6

UN REGAIN D'ÉNERGIE EN MILIEU DE SEMAINE

Cet enchaînement vous donnera l'énergie nécessaire pour affronter les derniers jours de la semaine. Commencez par pratiquer la respiration complète en position assise (p. 25), puis des exercices favorisant la coordination de la respiration et des mouvements (p. 26). Pendant l'enchaînement, privilégiez la respiration audible (p. 100).

→ Le guerrier 1 (p. 40-41)
→ L'étirement du coureur 2 (p. 62-63)
→ Le crocodile 3 (p. 48-49)
→ Le chien tête en bas 4 (p. 46-47)
→ Le chien tête en l'air 5 (p. 50-51)
→ Le lièvre 6 (p. 76-77)

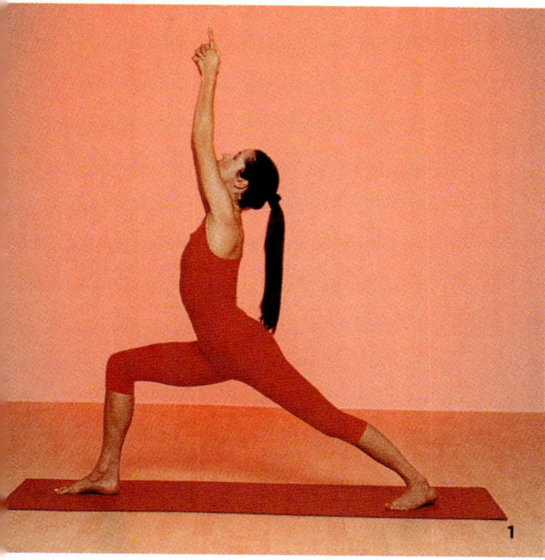

1

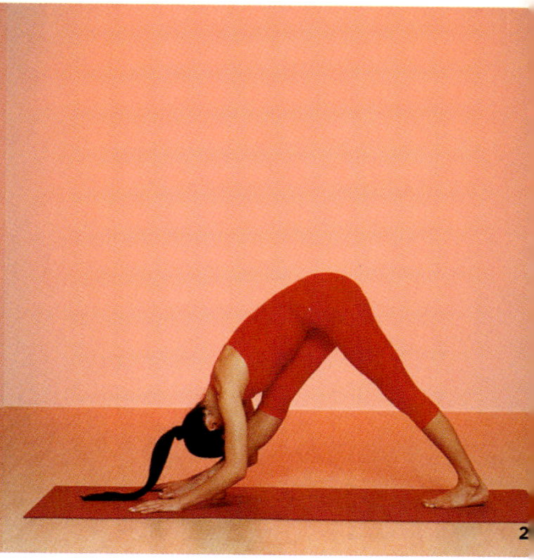

2

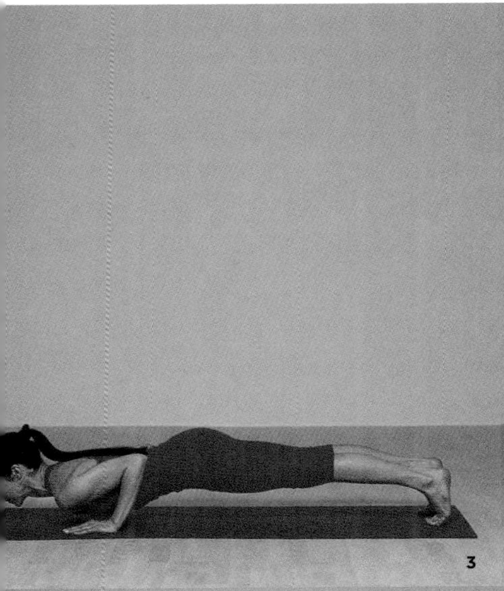

3

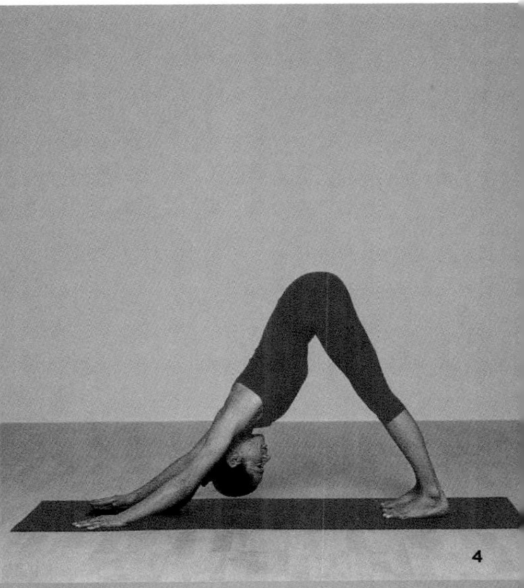

4

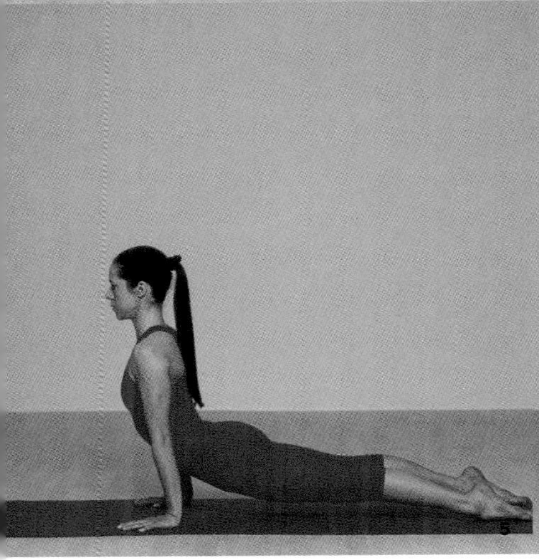

5

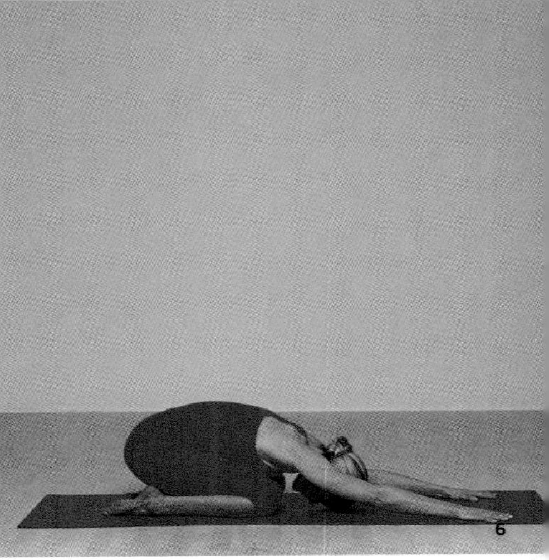

6

UN REGAIN D'ÉNERGIE POUR LE WEEK-END

Cet enchaînement particulièrement stimulant vous apportera l'énergie indispensable pour passer un bon week-end. Complétez-le par des exercices favorisant la coordination de la respiration et des mouvements (p. 26), la salutation au soleil (p. 52) et l'enchaînement d'étirements en position agenouillée (p. 94).

→ La flexion avant [1] (p. 38-39)
→ Le triangle [2] (p. 58-59)
→ La torsion du buste avec fente [3] (p. 64-65)
→ Le chameau [4] (p. 78-79)
→ La chandelle [5] (p. 84-85)
→ La flexion avant en position assise [6] (p. 90-91)

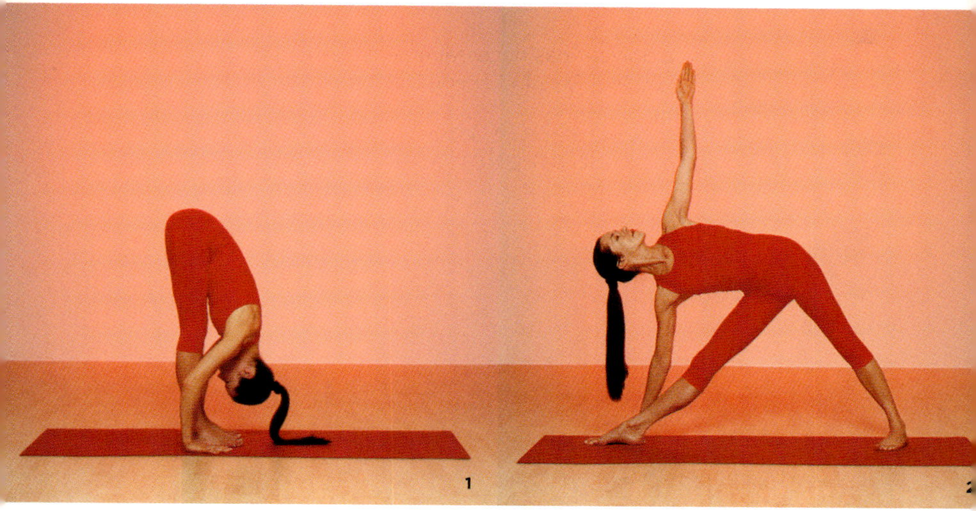

1

2

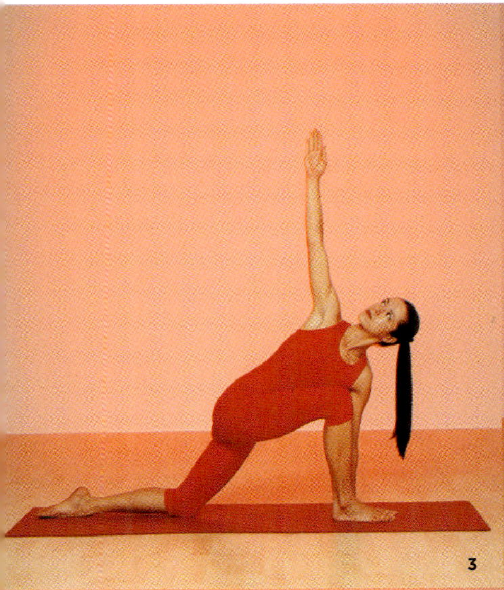

3

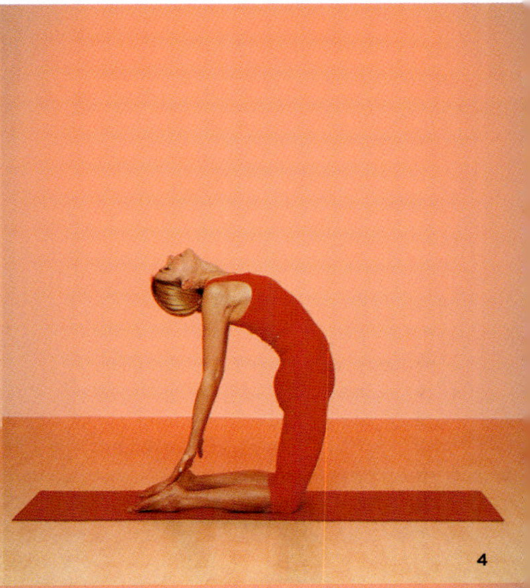

4

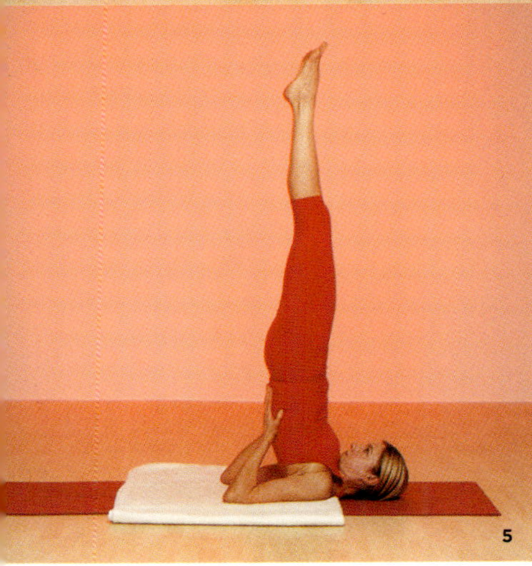

5

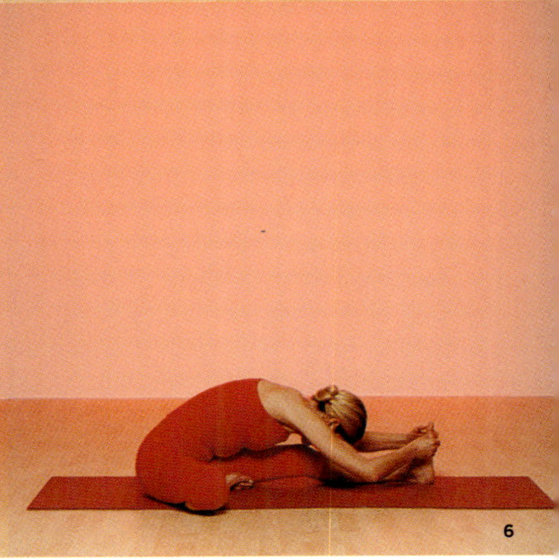

6

SE REMETTRE D'UN LONG VOYAGE

Si vous parcourez de nombreux kilomètres au volant de votre véhicule, arrêtez-vous régulièrement pour faire des étirements et des exercices de respiration. Après un voyage, complétez cet enchaînement par des flexions latérales (p. 68) et des étirements en position agenouillée (p. 94). Terminez la séance par des exercices de relaxation (p. 108).

→ La flexion avant [1] (p. 38-39)
→ Le guerrier – extension en fente pieds fixes [2] (p. 42-45)
→ Le chien tête en bas [3] (p. 46-47)
→ Le chameau [4] (p. 78-79)
→ La torsion en position assise [5] (p. 98-99)
→ Le papillon en position allongée [6] (p. 92-93)

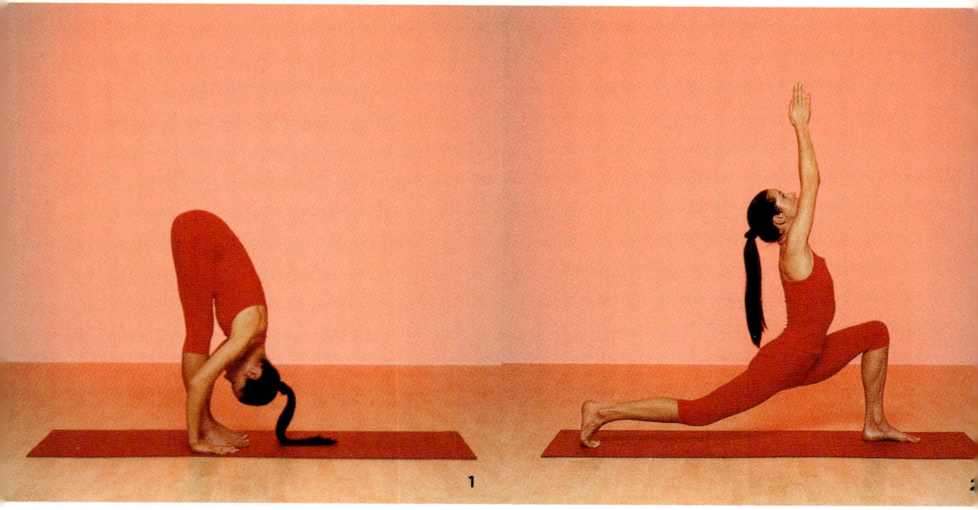

1

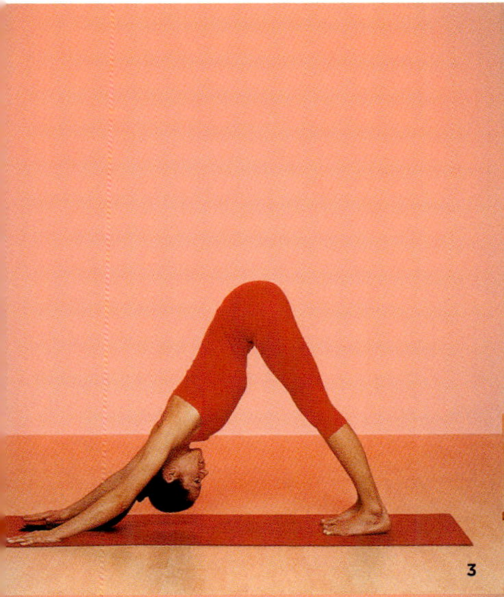

3

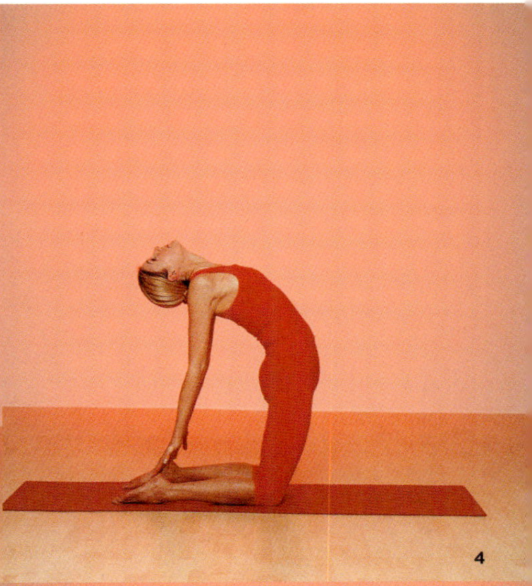

4

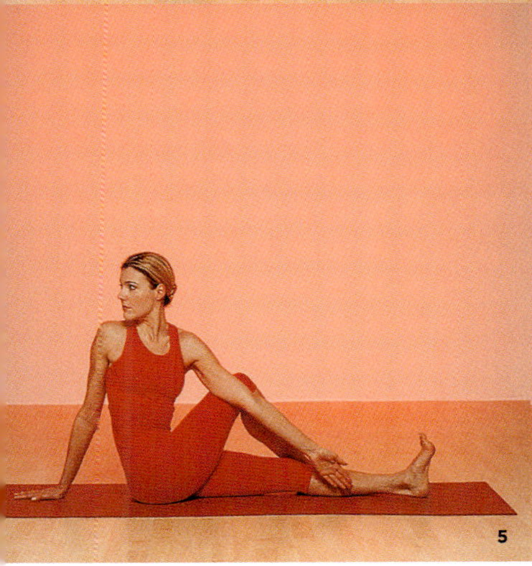

5

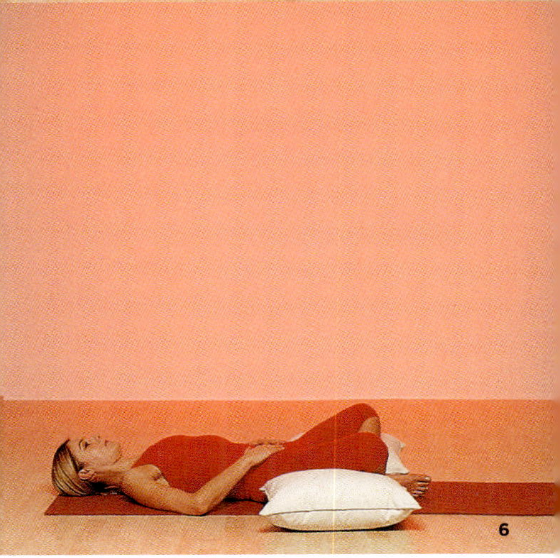

6

DANS LA MÊME COLLECTION

→ Des techniques à pratiquer au quotidien pour être au top de sa forme.

→ Des exercices expliqués step by step, tout en images

→ Des conseils et des astuces

→ Des auteurs experts et reconnus dans leur pratique

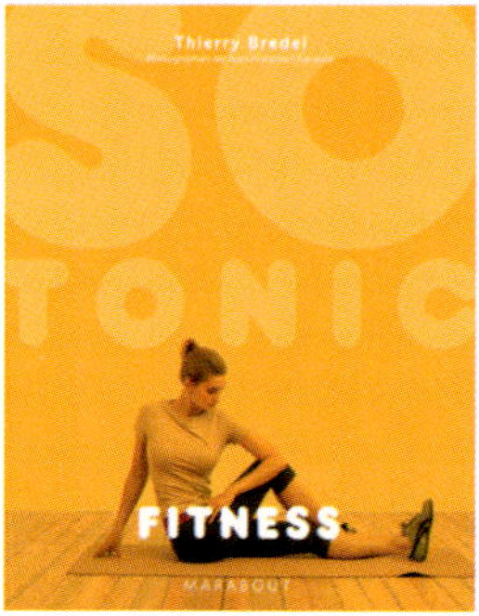

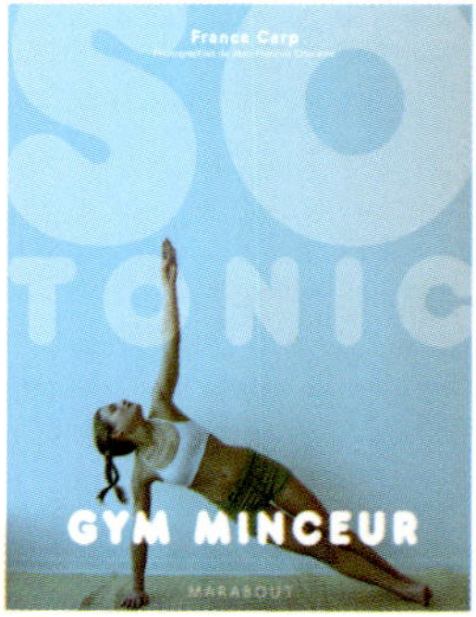

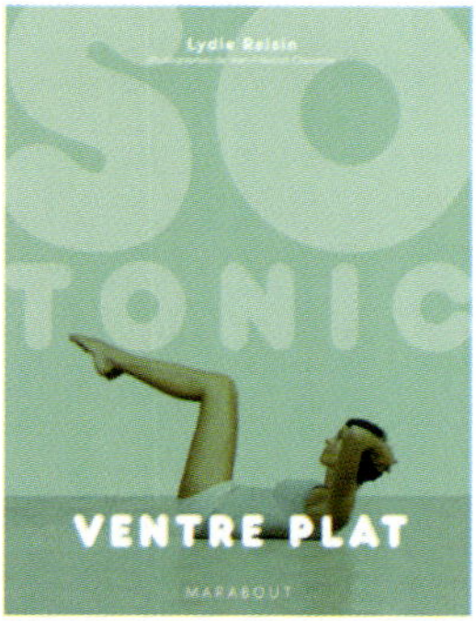

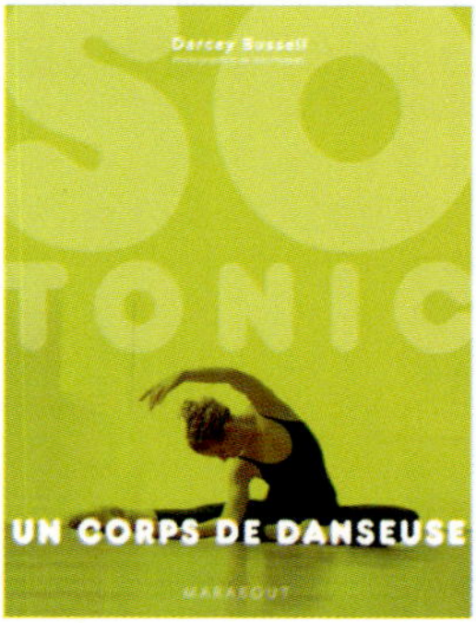

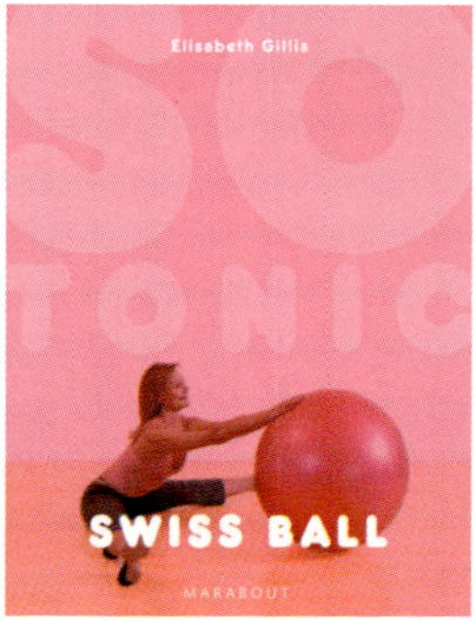

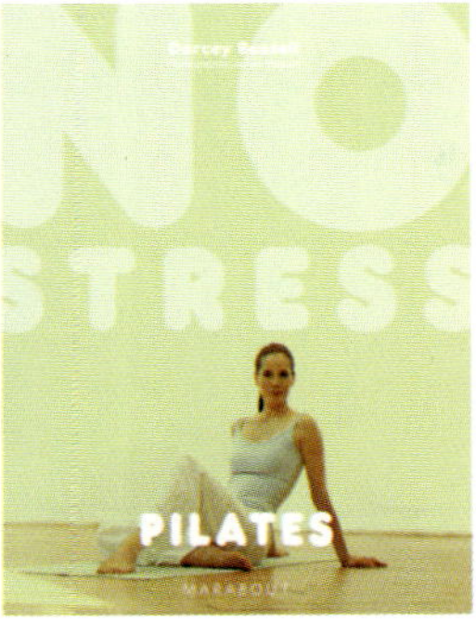
Darcey Bussell
NO
STRESS
PILATES
MARABOUT

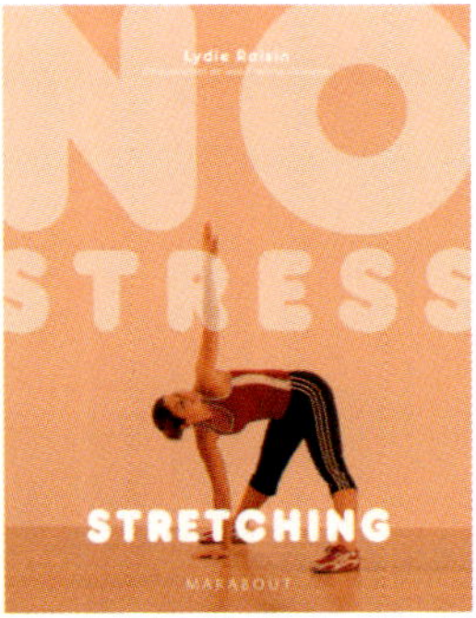
Lydie Raisin
NO
STRESS
STRETCHING
MARABOUT

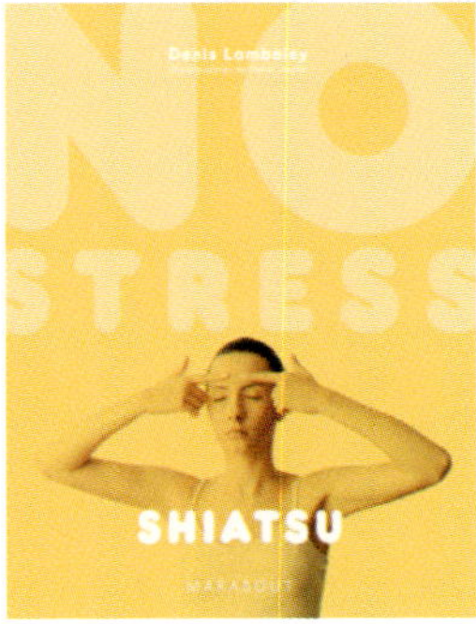
Denis Lamboley
NO
STRESS
SHIATSU
MARABOUT

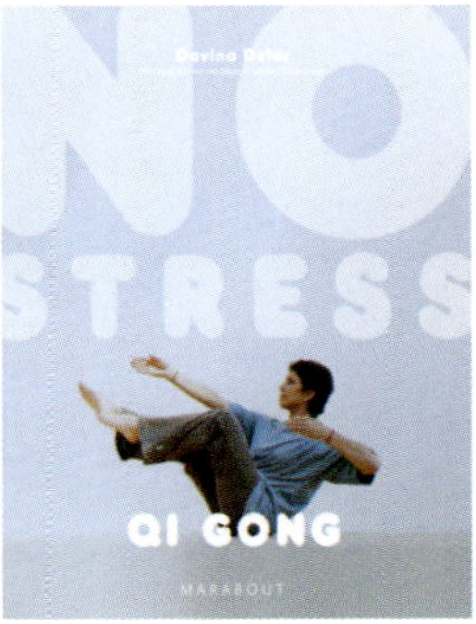
Davina Delor
NO
STRESS
QI GONG
MARABOUT

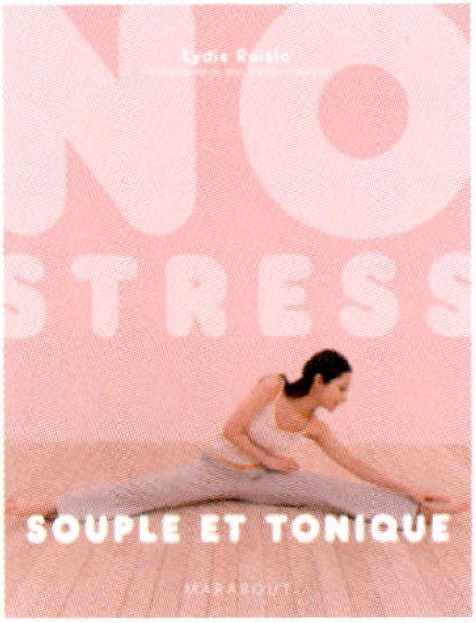
Lydie Raisin
NO
STRESS
SOUPLE ET TONIQUE
MARABOUT

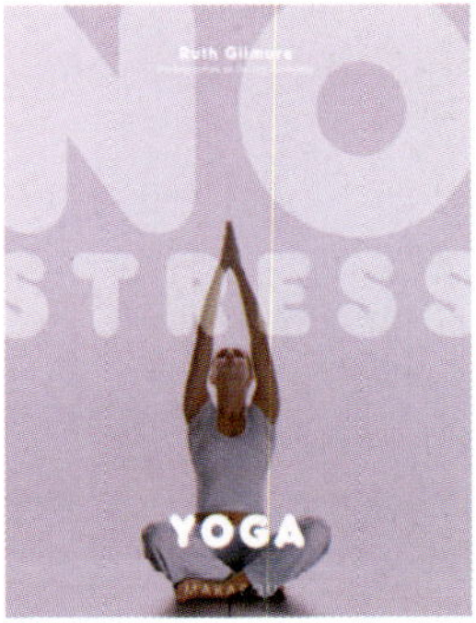
Ruth Gilmore
NO
STRESS
YOGA

Traduit de l'anglais par Dominique Françoise avec la collaboration
d'Isabelle de Jaham et de Lydie Raisin
Mannequins : Jean Hall, Lee Hamblin et Cate Williams
Conception graphique : Noémie Levain
Mise en pages : Maogani

Imprimé en Espagne par Estella Graficas
septembre 2008
ISBN : 978-2-501-05881-0
40 7934 9 / 01